オトナ女子の
おうち
セルフケア

自分を癒すマッサージ、瞑想、ストレッチ

山口 創　　中川れい子

はじめに

- なんだか疲れて眠れない
- 不安でたまらない
- 悲しみに沈んでしまっている
- 朝起きても元気が出ない
- 頭の中が考えごとでいっぱいになっている
- 肩こりがなかなか取れない
- 生き辛さを感じて苦しい

そんなふうに悩みやストレスを抱えていませんか？
でも、心配しすぎないで大丈夫。
誰もがみんな自分で自分をケアする
からだの知恵が備わっているのだから。
時には誰かのサポートを
必要とすることもありますが、
まずは自分で自分をケアしてみませんか？
自分のこころとからだに向き合うと、
自分のことが愛おしく、大切に思えてくるのです。

セルフケアは気軽にできる
自分のための癒しのワーク。
本書で紹介しているのは、
どこでも簡単にできるものばかり。
やってみたいと思うワークから
試してみるのもいいでしょう。

からだに触れると皮膚が刺激され、
「愛情ホルモン」と呼ばれるオキシトシンが分泌。
五感に意識を向けると、自律神経が整います。

まずはあれこれ考えるのをやめて、
「今・ここ」にいる自分を感じてみてください。
セルフケアを続けていくと、
あるがままの自分を慈しむようになり
「自分を大切にする」気持ちが
自然と深まっていくでしょう。

Contents

【Part2】

自分のからだを癒すワーク

| Contents |

執筆

山口 創 P6-12 序章、P22-69 Part1

中川れい子 P14-20 序章、P70-117 Part2

序章

急速な変化の時代に必要なのは「自分自身を癒すこと」

私たちは今、これまでにない急速な変化の時代に生きています。予想もできないできごとがある日突然、訪れることもあるのです。そのような時代に**うまく適応して健康に暮らすためには、自分自身を癒すセルフケアが欠かせません。**

2011年にオランダの家庭医、その後研究者となったマフトルド・ヒューバー（Machteld Huber）氏は、これまでのWHOの健康の定義に代わる健康についての新しい概念である、ポジティブヘルスという考え方を発表しました。ポジティブヘルスとは、「社会的、身体的、感情的な問題に直面したときに適応し、本人主導で管理する能力としての健康（Health as the ability to adapt and to self-manage, in face of social, physical and emotional challenges）」。つまり健康を「適応してセルフマネージメントをする力」として扱うことを提案しているのです。

特に現代のように急速に社会が変化している時代は、誰もがこころの傷やストレス、身体的な障害、病気などを抱えています。そのような障害や病気、あるいはそのような診断名はなくても、生き辛さを抱えている人たちもいます。こころが疲れてしまったり、悲しみに沈んでしまったり、不安な気持ちに苛《さいな》まれたりすることは日常茶飯事です。特にうつ病や、こころの傷であるPTSDのような症状に悩まされる人も増えています。こころの傷というと、災害や事件など重大なできごとに遭った人のことを思い浮かべるかもしれませんが、そのような場合だけではありません。日常生活を送っている中でも、パワハラやセクハラのように、その人にとって大きなショックを受けたりすることはよくあること。そのことを人知れず悩んでいる人は多いと思います。そして、解決法がわからず一人で悩んでいるうちに、うつ病になってしまう人もいるのです。**うつ病の最大の原因は、心理・社会的なストレスですから、そうなる前に、自分自身でこころとからだをケアすることができれば、うつ病などのこころの問題を予防できます。さらに、ストレスに起因するさまざまなからだの病気も防ぐことができるでしょう。**

ケアの方法としては、他の人に支えてもらうとか、親しい人にケアしてもらうこともちろん必要です。しかし、その前にまずは自分自身をケアすることこそが求められると思います。いつも誰かが支えてくれたり、必要な支援を提供してくれるとは限りません。いつでも支えてもらえるような人間関係を築いておくことは大切ですが、やはり重症になる前に、ストレスを感じたらその都度、自分で自分をケアできることが必要です。

まずはしっかりと自分のこころとからだに向き合って、自分自身に「気づく」ことから始めましょう。自分のこころとからだが、今どのような状態なのか、気づくことができなければ、対処が必要かどうかもわかりません。**問題の原因となっている事柄自体は解決できなくても、その捉え方や、そのできごとに対する反応であれば、自分で変えることができます。**

本書では、できごとの捉え方やこころの持ち方について、そしてできごとに対するからだの反応を抑えて、健康を取り戻す方法について紹介しています。その1つに、五感やからだの感覚に意識を向けるやり方があります。その一端をここで少しご紹介しましょう。

日々の生活で、嫌なできごとや忘れてしまいたいことを何度も思い出してしまう人は多いと思います。忘れたくても勝手にこころの中に侵入してくるのです。しかしそのような嫌な辛いできごとを繰り返し思い出していると、不安や落ち込んだ気持ちはますます大きくなってしまうもの。これは心理学では、反芻《はんすう》思考、医学的には抑うつ的反芻と呼ばれ、こころの不適応につながりやすい状態です。そのようなときに、嫌なことをくよくよ考えてしまっては、症状は悪化するだけ。そうではなく、言葉で「考える」代わりに、今、目の前のことを「感じる」ことに意識を集中できたとすれば、悩みから離れることができます。悩みの原因は変わらず解決につながらなくても、こころの持ち方を変えれば悩んでいる自分に気づくことができるのです。悩んでいる自分と距離をとるというのは、ネガティブな感情を抑えるためにとても大切なことです。では、どうすれば五感の感覚に意識を向け続けることができるのでしょうか。そのやり方は、本書の中でいくつかの方法で詳しく紹介しています。

本書では、このように不安やストレスに悩む人が簡単にできて効果があるセルフケアの方法をたくさん紹介しています。ぜひ、１つでも自分に合ったやり方を見つけて、それを身につけてほしいと思います。

触れ合うと愛情ホルモンのオキシトシンが増加する

人は古来、病人に手を当てて癒してきました。古くはエジプト壁画にも残され、レリーフあるいはキリスト教の聖書や絵画の中にも、イエスが多くの病人に触れて治したといった記録が残っています。このように手で触れて人を癒す「手当て」は、癒しのもっとも基本的な行為です。手当てされた人の心身が癒される作用機序については、最近の研究によってようやく明らかになってきたばかりです。中心になるのは、脳内ホルモンのオキシトシンです。オキシトシンはもともと周産期の女性の体内で作用する女性ホルモンの一種だと考えられており、出産するときの子宮の収縮や、授乳するときの射乳を促す役割として知られていました。しかし最近の研究でそのような役割だけではなく、男性にも同じように分泌されることや脳の他の部位にも作用して、こころにもさまざまな影響を及ぼしていることもわかってきたのです。たとえば、**オキシトシンはからだの中では、自律神経の副交感神経を優**

位にして、心拍や血圧を低下させて、さらにストレスによって起こる生体反応を抑制してくれます。また健康への作用としては、皮膚のバリア機能を回復させたり、脂肪の燃焼を促したり、筋線維を太くしたり、骨粗しょう症を予防したりすることもわかってきました。このような作用が総合的に働くことで、人は癒されるのだと思います。

オキシトシンを増やすためには触れることがもっとも有益な方法です。実際に米国の研究では、夫婦で触れ合う頻度を増やした生活を1カ月続けてもらったところ、夫婦ともオキシトシンが分泌され、血圧が下がり、ストレスが低下する効果があることもわかりました。このとき大切なのは、相手を思いやるような触れ方をすることです。しぶしぶ触れるのでは、触れられた相手も嫌な気持ちになるだけなので、愛情を持って触れることが必要になります。

このようにオキシトシンが分泌されるためには、こころの状態が重要な役割を果たしています。ですから触れる代わりに、アイコンタクトをしたり、優しい声で話したりして、安心・安全な環境で相手と親しいこころの交流ができればオキシトシンが分泌されるのです。

さて、自分自身を癒すときにも同じことが起こります。たとえば、友人が何かに失敗して落ち込んでいたとすると、あなたは励ましの言葉をかけて優しく触れて慰めてあげるでしょう。それに対して、もしも自分が同じように失敗してしまったとすると、自分を厳しく叱責し、非難してしまうのではないでしょうか。しかしそれではさらに深く落ち込むだけです。自分を非難しても、何もよいことはありません。そのようなとき、自分に優しく触れながら励ます言葉をかけてあげましょう。きっと、もう一度頑張ってみようと元気が出てくるでしょう。このように**自分自身に思いやりの気持ちを持って接するときにもオキシトシンの分泌が促されます。そして自分自身と深くつながって、本当の自分の気持ちを内側から理解することができるようになるのです。さらにはこのとき、オキシトシンが分泌されるため、ストレスが緩和されて健康の回復を早めることも期待できます。**

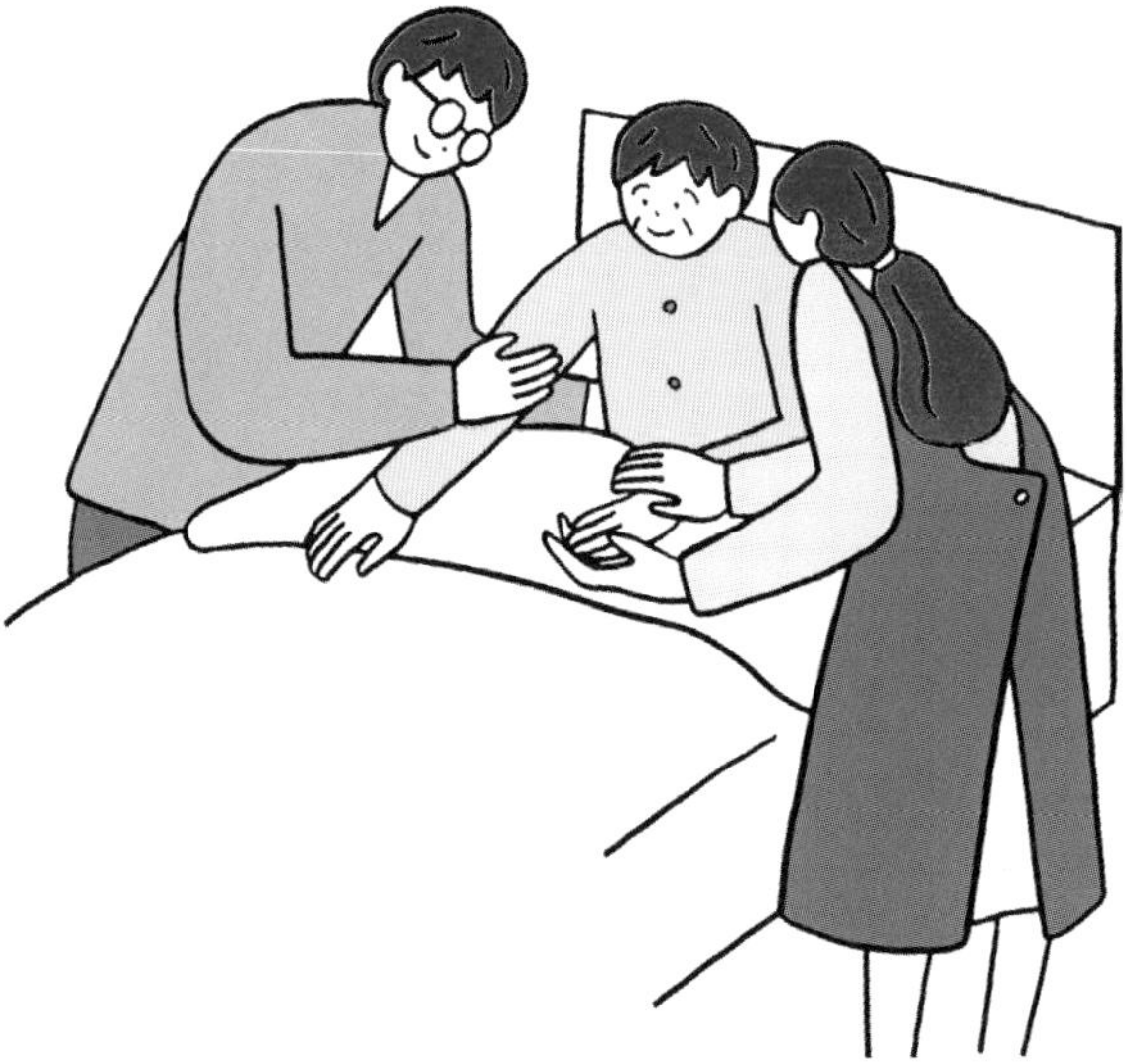

五感に意識を向けると、神経が心地よく穏やかになる

現代社会で生活していると、どうしても「考える」ことが多くなりがちです。思考は私たちを「今・この瞬間」ではなく、数日前のことを振り返ったり、1カ月先のことを思い悩んだり、過去と未来を行ったり来たりさせてしまいがちです。そうすれば、過去の反省からより優れた方法を選び出し、未来をシミュレーションしながらよりよい現実へと向かわせてくれるはず……なのですが、でも、実際には、頭の中が考えごとでいっぱいになってしまい、結局はよい判断ができないまま立ち往生してしまうことって、多くはないでしょうか？

もしも、あまりにあれこれと考えすぎている自分に気が付いたら、自分自身の「五感」をもっと大切にしてみてください。視覚・聴覚・嗅覚・味覚、そして、触覚。お部屋の光は眩しすぎないでしょうか？　好きな音楽でもかけてみましょう。あるいは、テレビの音を消して、そっとあたりから聞こえてくる音に耳を傾けてみましょう。お湯を沸かすときの音や湯気の温かさを感じたり、手を洗うときに蛇口から流れる

水が手に触れる感触。窓を開けて外の空気の冷たさを頬で感じてみたり。

五感に意識を向けることで、過去でもなく未来でもなく「今」のあなた自身とつながります。特に触覚や身体感覚は、あなたを「今・ここ」にとどめてくれるのです。それでもなお、残念ながらこの世の中は私たちにとって心地よい感覚ばかりではありません。不快な感覚にも、じっと耐え忍ばないといけないこともあるでしょうし、感覚を閉じることも時には必要かもしれません。しかし、それがずっと続いて長引くと、私たちのからだは「もう、感じるのをやめよう」と感覚を閉ざすほうを選んでしまいがちです。そうしているうちに、何も感じられなくなってしまうこともあるのです。

何も感じたくないとき、私たちの呼吸は浅くなり筋肉は緊張し、全身がこわばります。内側に流れる感覚の回路を閉ざしてしまっている間に、いつのまにかストレスがたまり、自律神経系のバランスが崩れてしまいます。こうしたことは内臓機能にも影響し、消化不良や便秘、高血圧や糖尿病等の慢性疾患にもなりかねません。女性の場合は内分泌系（ホルモンバランス）にも影響しやすく、特に更年期には心身に深刻な問題が起こりがちです。

本書は、日々の生活の中で閉ざしてしまいがちの五感を、ゆっくりと穏やかに回復するための小さなワークをご案内しています。**五感の中でも「触覚」や「身体感覚」にフォーカスしながら、乱れてしまいがちな自律神経系のバランスを癒し、そして、日頃見落としてしまいがちな身近なところから、自分を支え、神経系を回復させる「安心感」を取り戻していきましょう。**

どのワークも、小さな動きが中心の驚くほど簡単で短い時間でできるものばかりです。だいたい、2分から5分くらいで十分。目は、閉じているほうが自分の内側を感じやすいのですが、閉じたり、開けたり、あるいは半眼でもよいでしょう。**大切なことは、まるで、そのことを初めて体験するかのように、小さな動きを、ゆっくりとやってみること。**あなた自身の五感に、生まれて初めて「触れる」かのように、あるいは小さな子どものように「ハッ」ときめくように。あなたの内側やあなたのからだの周辺からサポートを受け取っていきましょう。

このようにハッとするような、内側から湧き上がるように感じることを「気づき（awareness）」と呼びます。**「気づき」**

は、誰のものでもない、私自身の内側からの一人称（私）の感覚なので、正しいとか間違っているということはありません。それは、私たちが「今・ここ」で活き活きと生きていることを呼び覚ましてくれるものです。

ワークの中には「からだに触れる」感覚にフォーカスしたものが多くあります。触覚は、私たちを、「今・ここ」の気づきとつなげてくれる感覚があるのです。また、皮膚への優しい刺激は、私たちの神経系を心地よく穏やかなものにしてくれます。呼吸にフォーカスしたもの、からだの重みを重力のままゆだね、大地のサポートを受け取るグラウンディングのワークなども、繰り返し登場します。これは呼吸とグラウンディングの大切さを特に強調したいからです。

ワークは、一つ一つ独立して行ってもよいのですが、パート2のワークは連続して行うと、からだ全体を旅するような体験となり、自分自身の身体観そのものが成長する感覚が深まります。まるで細胞が生まれ変わるかのように、一呼吸ずつ、新しいからだへと生まれ変わる感覚をご体験ください。

たまには自分自身を抱きしめて、あるがままを受け入れよう

「自分を大切にすること」

「自分を愛すること」

　頭ではわかっていても、なかなか難しいです……、というお声をよく聞きます。私たちの意識は何かと外側へ向かいがちで、大切にする対象が自分の内側ではなく、外側にあるかのように思えてしまうからでしょう。そしておそらく、外側の世界が私たちにとって安心・安全ではないからではないでしょうか？　危険はないのか？　本当に安全なのか？　と、無意識に警戒しながら、ついつい外側ばかりに意識が集中する習慣がついていています。それは、自分自身を守るためでもあるのですが、外側を見張るのが忙しすぎて、つい、本当に大切にしたい自分自身のことを「忘れて」しまいがちなのです。

　外側の世界とは環境だけではありません。「こうでないといけない」「こうあるべき」と、外側から見られた自分の姿を追いかけてしまうこともあります。どれほど追いかけても、

それは自分自身ではありません。また、ついつい、まわりから自分をいい人に思ってもらいたいために（そうでないと安全ではないので）、他人のためばかりに一生懸命頑張ってしまうことも。気が付いたら、自分自身を置き去りにしていることも少なくはないでしょう。じゃあ、どうすればいいのでしょう？

自分自身を思い出すための3つの鍵は、「ゆっくり」と、「呼吸」とともに、自分自身を「感じること」

この3つの鍵が、外側に向かった意識のベクトルの矢印を自分の内側に向かわせる、小さなきっかけを生み出します。ほんの数十秒、数分でいいので日常生活に取り入れてみましょう。

まずは、**あなたのからだにとって心地のよいことを見つけていきましょう**。たとえば、あなたはソファに楽に座れていますか？　お部屋の室温や、身に着けている衣類の感触はあなたにとって心地よいものですか？　呼吸をするときの、胸やお腹の感覚はどのような感じがしますか？　何か、ひっかかるような居心地の悪さを感じたときは、それを否定したりジャッジしたりせず、あるがままを感じてみましょう。そして、感覚の変化を観察してみましょう。

また、**自分で自分のからだに触れることも試してみてください。まずは、触れているときの、あなたの手の感覚をよく味わってみましょう。**触れているあなた自身のからだのやわらかさや、温かさ。最初はもしかすると、何か違和感のようなものを感じるかもしれませんが、呼吸を止めずにゆっくりと、からだをさするように触れ続けてみてください。皮膚への優しい刺激が、自律神経を整えて穏やかな気持ちへと誘います。触れている両手も、触れられているからだも、まぎれもなく「あなたのもの」であることにあらためて気づいてみましょう。

あなたが「今」いる世界のすべては、あなた自身を通して存在しているのです。だから、あなた自身を大切にし、あるがままのあなたを慈しんでください。細胞が一瞬一瞬生まれ変わるように、一呼吸ずつあなたは生まれ変わり、「今・ここ」において完璧な存在なのですから。さぁ、かけがえのない自分自身を抱きしめてみましょう。

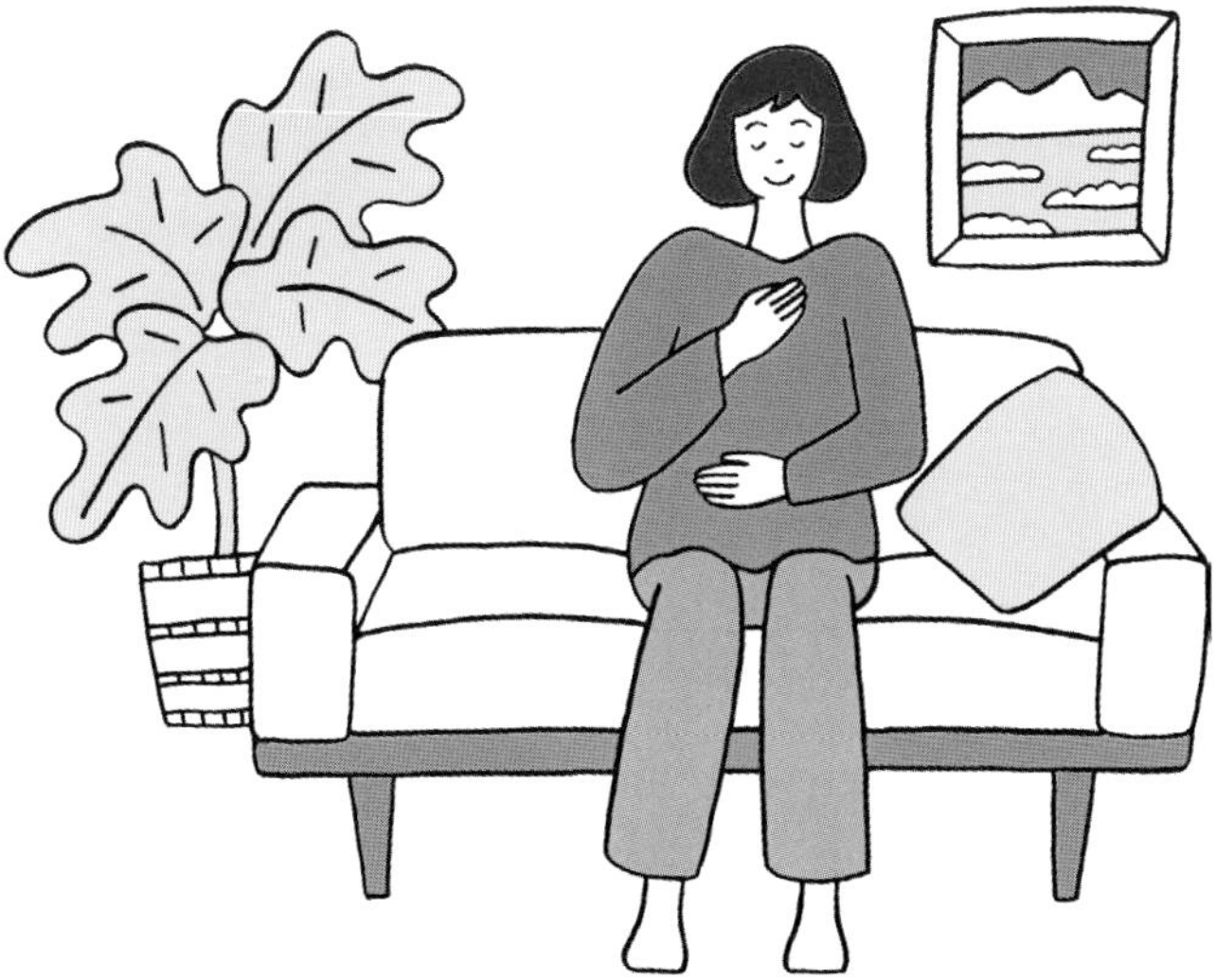

【Part 1】

自分のこころを癒すワーク

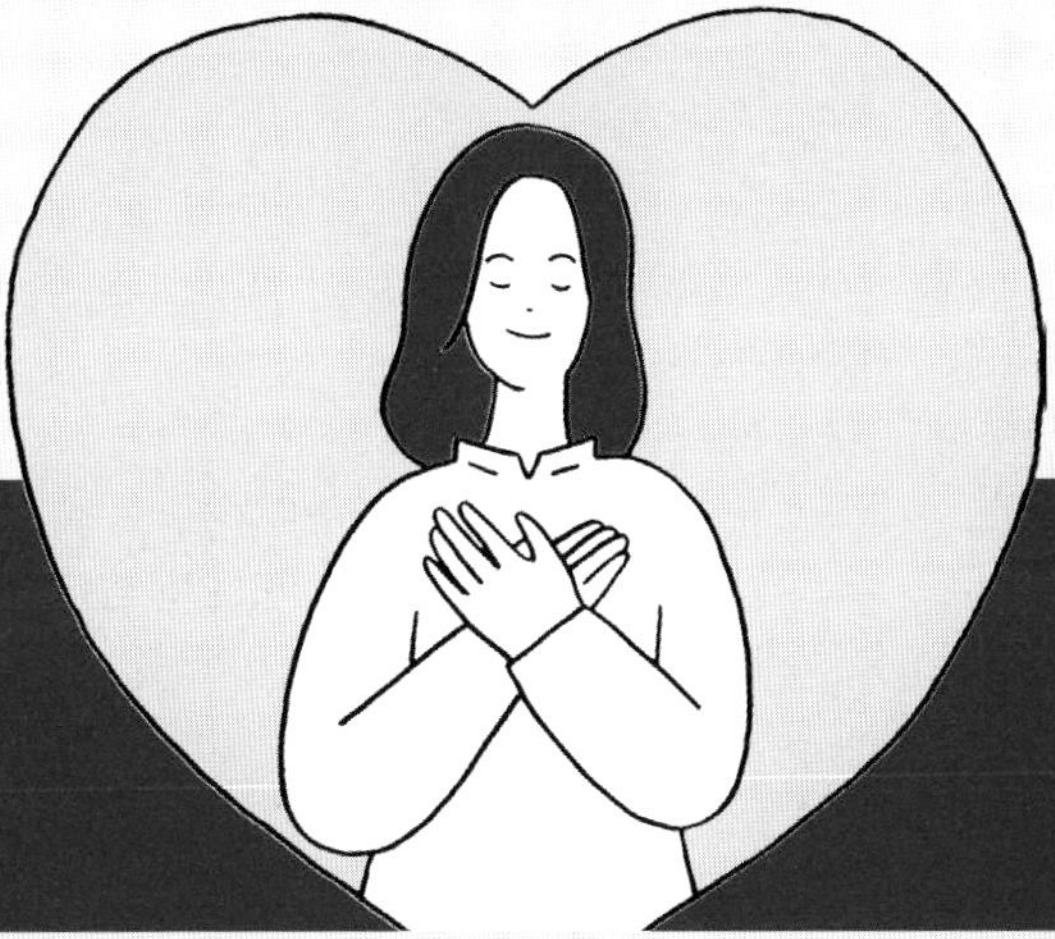

ストレスを感じたときに、
自分に合う対処法を
いくつか身につけていることが大切です。
まずはここで紹介している
さまざまなセルフケアの中から、
自分に合う方法を見つけましょう。
紹介している方法には、
即効性があるものと、
毎日続けていくことで
効果が出てくるものがあります。
それぞれ1種類ずつでも
自分に合う方法を見つけて、
それを身につけることができれば、
ストレスに苦しんだり、
悩み続けることがなくなるはずです。

Self-care Work

ストレス 不安 抑うつ

スージングタッチ

失敗しても自分に優しい言葉をかけて、自分を慈しむ

多くの人は親しい友人などが大失敗してしまったとき、「大丈夫だよ。何とかなるよ。自分を責めないで」などと優しく思いやりのある言葉をかけて、そっと触れてあげたりするでしょう。しかし自分が同じ失敗をしてしまったときはどうでしょう。「なんでこんな失敗をしてしまったんだ。私はバカでどうしようもない」などと自分を責めるのではないでしょうか。それでは、傷ついてますます落ち込むことになってしまうでしょう。

こんなとき、米国のネフ博士が開発したスージングタッチをおすすめします。このワークは、自分自身にも親しい友人に接するように優しい言葉をかけて、優しく触れる方法です。ネフ博士の研究によると、**スージングタッチをすると自分に思いやりを持って慈しむ気持ちが芽生えたり、日々のネガティブな気分が小さくなるといった効果が確かめられています。**これを続けることで、自分を大切にする気持ちが高まり、ストレスがあってもまた頑張ろうと勇気が湧いてくるはずです。

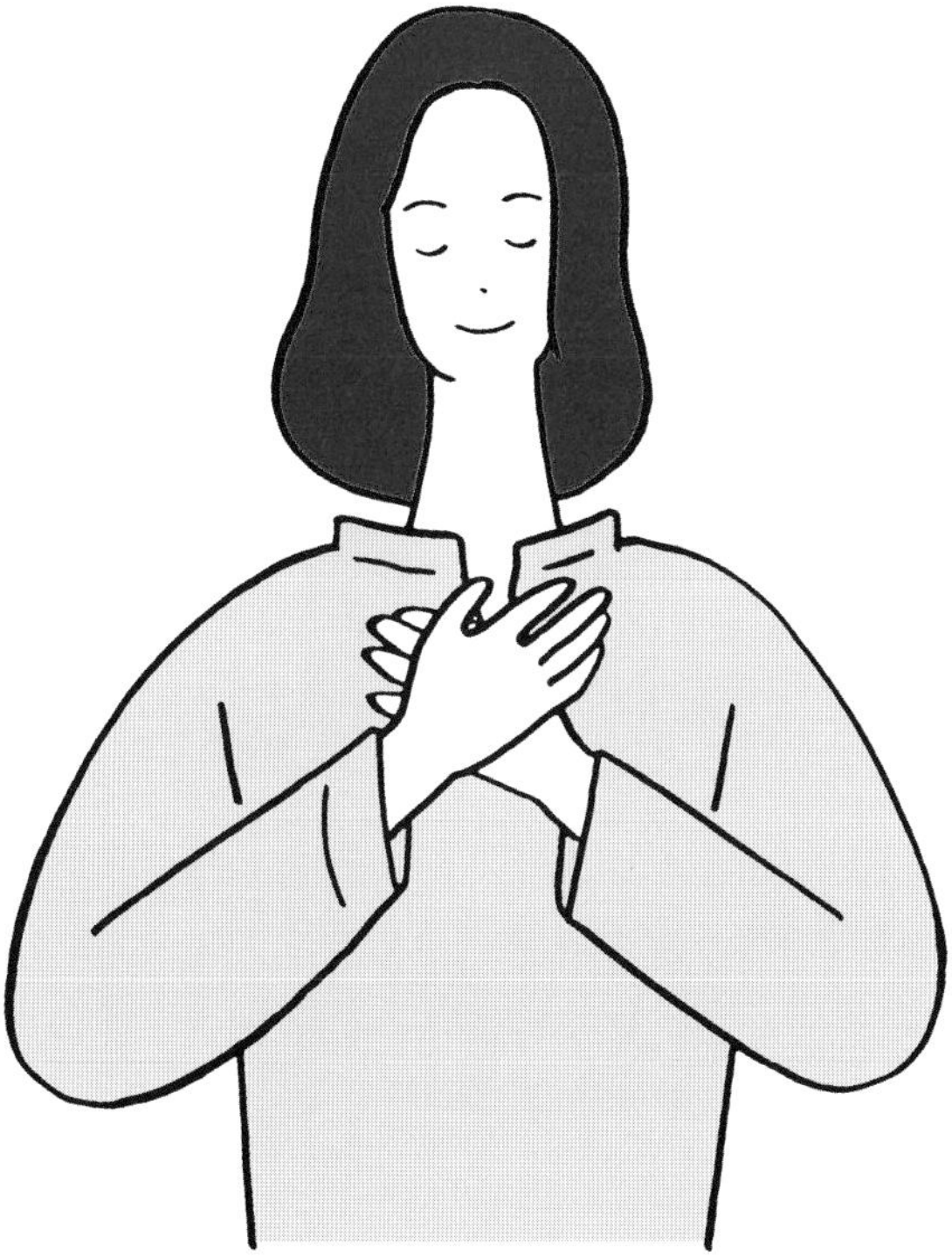

「スージングタッチ」のやり方

①ストレスや不安があった場面や嫌なできごとを思い出してみましょう。嫌な気持ちを感じたら、慈愛の言葉をかけてみましょう。「あれは仕方ないなあ」「ドンマイ、私」などです。

②あなたが大切な人を慰めるときに触れる触れ方を思い出してください。そのような触れ方で自分の腕や胸などに優しく触れましょう。

Self-care Work

ストレス　不安　疲労

セルフタッピング

軽やかに触れて感覚を楽しむ

軽くトントンとたたくタッチをするタッピングには、いろいろなやり方があります。どのやり方も**皮膚に一定のリズムで心地よい刺激を与えることで、幸せホルモンと呼ばれる神経伝達物質のセロトニンや、愛情ホルモンといわれるオキシトシンが分泌されてストレスや不安が緩和される効果があります。**

タッピングのテンポを変えることで効果も変わってきます。1秒に1回程度のゆっくりしたタッピングでは脳幹の働きを抑えてリラックスする効果がありますが、もっと速いテンポでタッピングすると覚醒水準が上がり、すっきりした気分になります。

朝起きたときや仕事の休憩時間などに行うときは速いタッピング、寝る前のリラックスタイムではゆっくりしたタッピングがおすすめです。タッピングする部位は腕や脇腹に行い、タッピングする部位を移動しながら行うと、広い範囲が刺激されるため、効果も大きくなります。タッピングする皮膚感覚に注意を向けながら行うと効果的です。

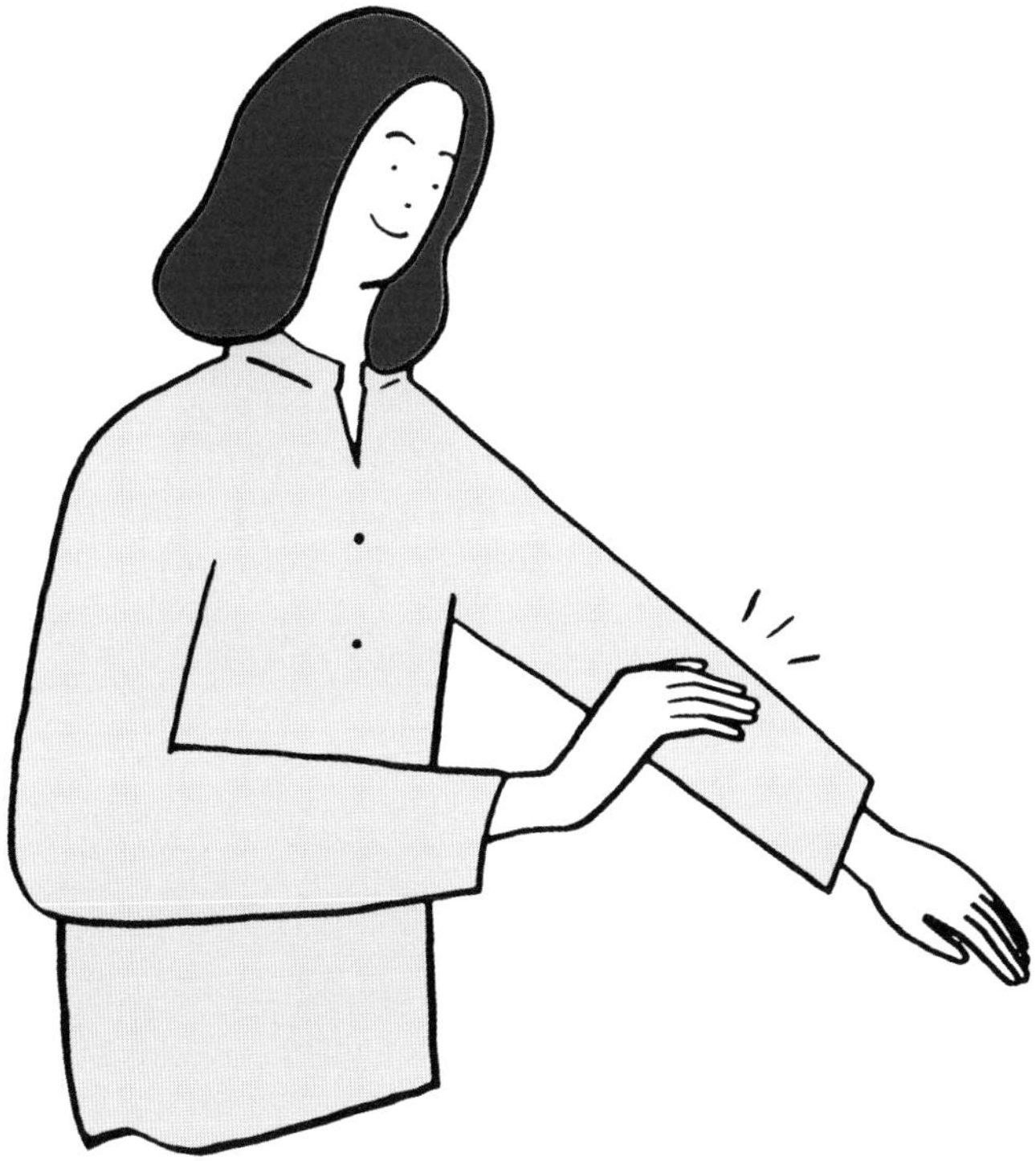

「セルフタッピング」のやり方

①椅子や床に座ります。ゆったりした音楽があれば、それに合わせて、肩のあたりから手の甲に向けて、タッピングしていきます。左右の腕を1秒に1回程度のリズムでタッピングしましょう。

②両手を胸のあたりに置いて、タッピングしながら、少しずつ手をお腹のあたりに下げていくように動かしていきます。お腹までタッピングしたら、また胸まで上げていきましょう。

③5分程度でゆったりした気持ちになるでしょう。シャキッとしたいときは、タッピングを速くしましょう。

Self-care Work

ストレス　不安　イライラ

フォアヘッド・タッピング

額を心地よく刺激してストレスを追い出す

イライラしたり不安な気持ちになったりすると、脳の「作業や動作に必要な情報を一時的に記憶したり処理する能力」であるワーキングメモリがストレスでいっぱいになってしまいます。たとえば「しなくちゃいけないと思っている仕事がいっぱいあるのにしていない、しているのに減らない」、という状況や、「食べたいものがあるのに食べられない」などの葛藤もそうです。

こんなときにおすすめの方法が、米国の心理学者スーザン・ロバーツ博士が開発したフォアヘッド・タッピングです。これを行うと、ワーキングメモリがフォアヘッド・タッピングによる皮膚からの刺激で満たされてきます。**ワーキングメモリには容量があり、同時に大量の情報が入ってくると、新しく入ってきたほうに処理能力を分配するため、新しい刺激で古い思考が追い出されていく**のです。その結果、ストレスの原因となっていた思考がワーキングメモリから追い出され、脳もこころもクリアになります。

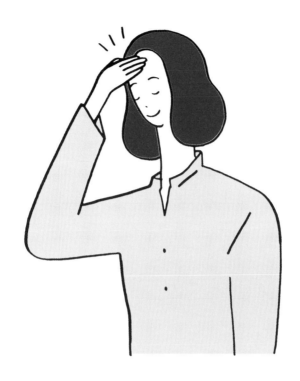

「フォアヘッド・タッピング」のやり方

①目を閉じて、手の５本の指を、自分の額に持っていきます。

②５本の指先で、１秒ごとに額を軽くタッピングします。

③これを10秒ほど続けましょう。

④次第にイライラや不安な気持ちが和らいでいくのを感じるでしょう。
効果が得られないときは、さらに10秒続けてみましょう。

Self-care Work

ストレス　不安　イライラ

バタフライハグ

自分を抱きしめて　こころの傷を癒す

ストレスやトラウマがあると、ネガティブな感情を生み出す右脳が暴走します。その結果、ポジティブな思考を促す左脳の働きは低下してしまいます。この右脳の暴走を抑えて左脳の働きを改善するのが、ＥＭＤＲ（眼球運動による脱感作と再処理法）の原理です。

バタフライハグはその簡易版としての効果があります。バタフライハグは、両腕を胸のところで交差させた手で、左右の鎖骨のあたりを交互にゆっくり刺激する方法です。手がクロスして蝶のように見えることから、この名前がつきました。

ネガティブな感情があると、左右の脳半球のバランスが崩れて、右半球が優位になっています。そこで、**左右のからだの部位に交互に刺激を与えることで、左右の脳半球のバランスがとれるようになり、効果を発揮します。**

このワークは、自分自身で自分を抱きしめる感覚もあるため、他者に抱きしめられたかのような安心感を得られます。

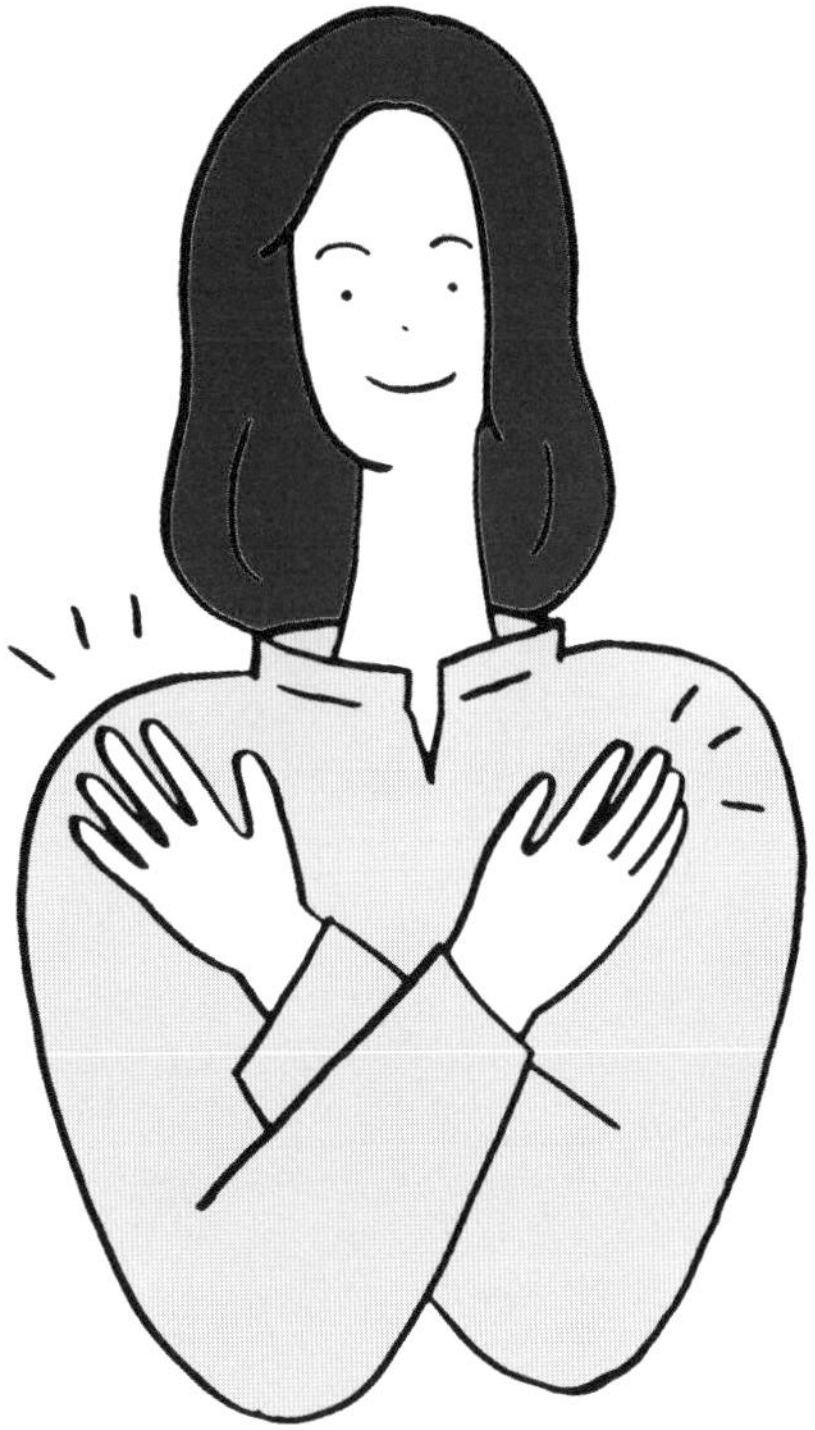

「バタフライハグ」のやり方

①両手を交差させて胸のあたりに置き、鎖骨のあたりに指先が当たるようにします。

②自分を落ち込ませる嫌なできごとを鮮明に思い出してください。

③右手、左手、右手の順番に、鎖骨のあたりを交互に1秒間隔で軽くたたいてください。

④3分間ほどやったら終了してください。

※これを繰り返していると、嫌なできごとを思い出しても感受性が薄らいでいくため、悲しみや落ち込みが小さくなっていきます。

Self-care Work

ストレス　不安　イライラ

呼吸法

ゆっくり呼吸すると副交感神経がオンになる

自律神経は、日中は心身を興奮させる「交感神経」がオンになり、夜は心身をリラックスさせる「副交感神経」がオンになります。こうして日中は活発に活動し、夜は休息するというリズムが保たれています。

しかし問題なのは、現代人は夜遅くまで仕事をしたり、ブルーライトなどの強い光を浴びたりしているので、夜になってもなかなか休息モードに切り替わらず、睡眠の質が低下してしまうことがあることです。

そこで有効なのが、呼吸法。呼吸法には、さまざまな分類方法ややり方がありますが、簡単にできて効果がわかりやすいのは「腹式呼吸」です。

腹式呼吸はゆっくりと呼吸することで副交感神経をオンにしてくれるので、心身をリラックスさせる効果があるのです。

呼吸法は仕事の合間のストレスを発散したいときや、プレゼンをする前の緊張をほぐしたいとき、気分が高まって眠れないときなどに効果的です。

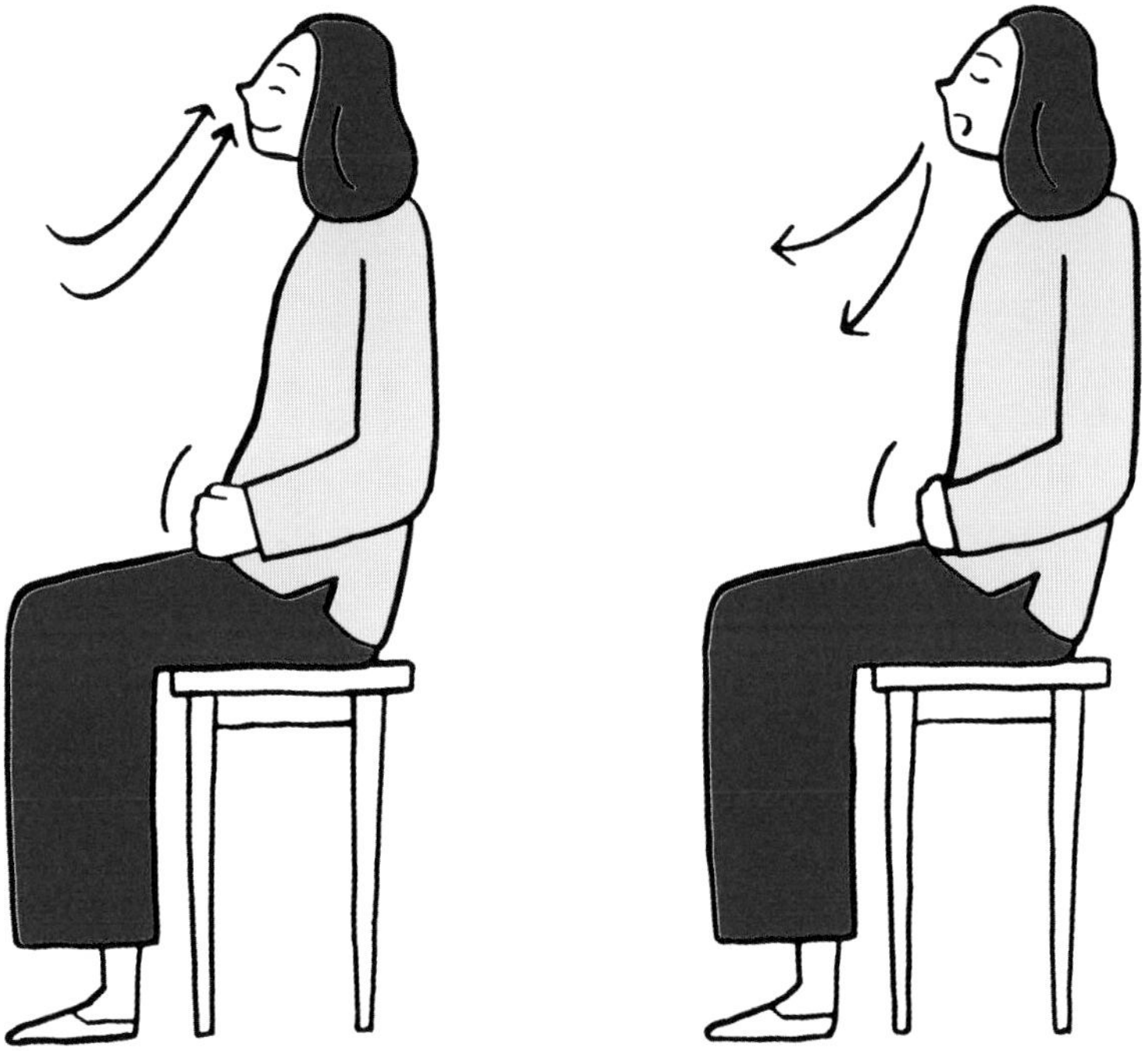

「呼吸法」のやり方

①椅子に楽に座って、口から息をゆっくり長く吐ききります。

②３秒かけて鼻から空気を下腹部がふくらむように吸い込みます。

③２秒ほど息を止めます。

④再び口からできるだけゆっくり長く吐き出していきます。胸ではなくお腹をへこませたりふくらませたりして呼吸するようにします。

※これを３分ほど続けてみましょう。

Self-care Work

ストレス　不安　イライラ

かんたん瞑想（マインドフルネス）

「今・ここ」を感じて悩みをなくすこころ

マインドフルネスとは、「今、この瞬間の体験に意図的に意識を向け、評価をせずに、とらわれのない状態で、ただ観ること」です（日本マインドフルネス学会）。そして「観る」は、見る、聞く、嗅ぐ、味わう、触れる、さらにそれらによって生じる心の働きをも観る、という意味です（同学会）。つまり過去の経験や先入観といった雑念にとらわれることなく、「今・ここ」での身体の感覚に意識を向けて、現実をあるがままに知覚して受け入れるこころを育む訓練のことです。

人の悩みの多くは、過ぎ去ったことをくよくよ考えて後悔したり、将来まだ起こるかわからないことをあれこれ考えて心配することから生じます。そのため**考えるのをやめることができれば、人は悩みから解放される**ことになります。考えるのではなく、五感や身体内部の感覚に意識を向けて、「感じるこころ」を育むことこそが、マインドフルネスの目的です。毎日、繰り返しているうちに少しずつ雑念が少なくなってくるでしょう。

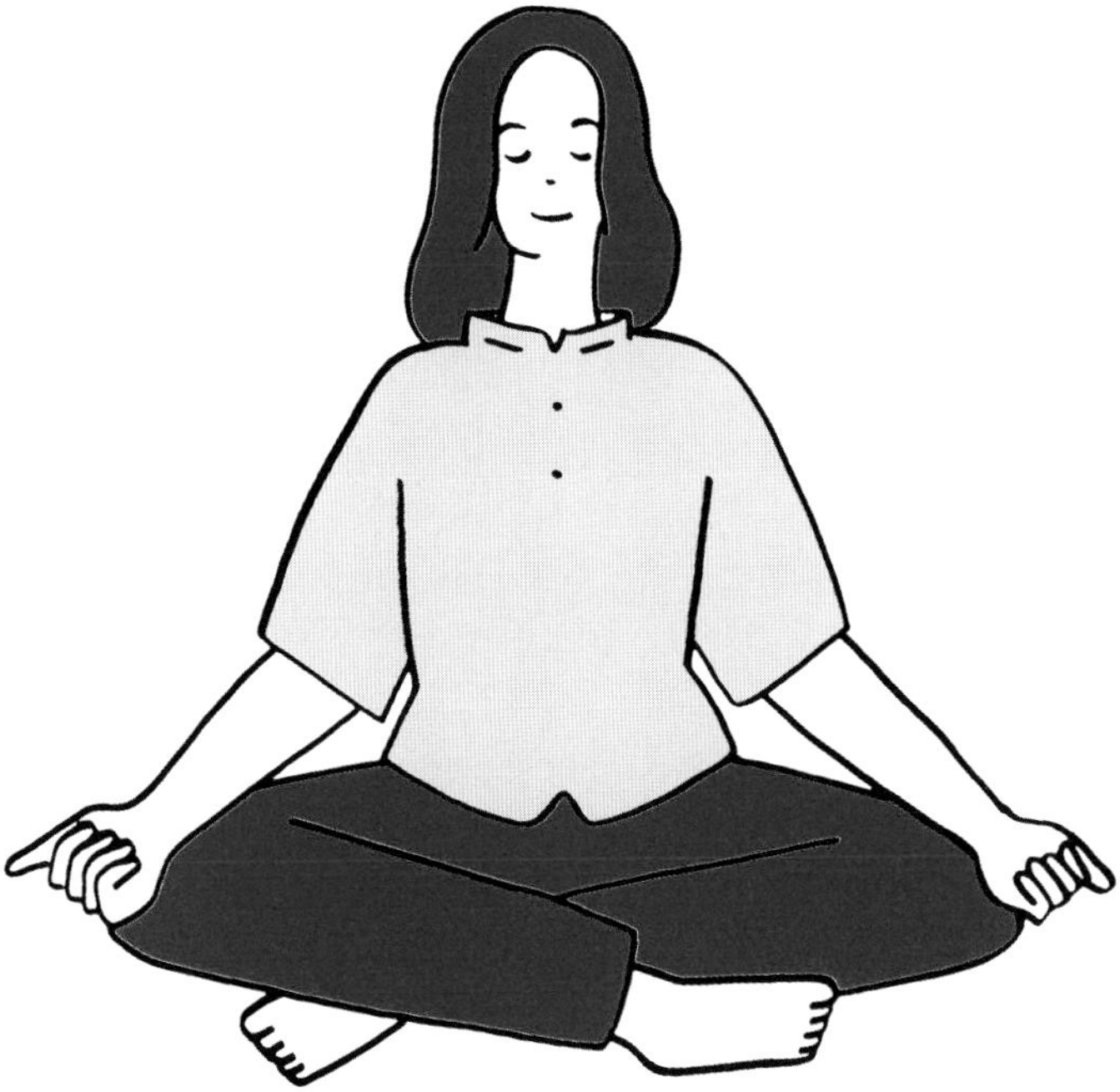

「かんたん瞑想（マインドフルネス）」のやり方

①床にあぐらをかいて座り背筋を伸ばします。

②目を閉じて肩の力を抜き、両手を膝の上に置きます。

③自然に呼吸をします。空気が鼻から出入りする感覚や、お腹がふくらんだりへこんだりするのを感じます。

④雑念が浮かんできても、無理に追い払ったり、良い悪いと評価したりせず、雑念はそのまま横に優しく置いておくようなイメージで手放し、また呼吸に意識を向けます。

※1回3分くらいを目安に、少しずつ長くしていきましょう。

Self-care Work

ストレス 不安 イライラ

数息観

息を数えると、自分のこころが調う

もともと仏教の修行法である坐禅をする際に、初心者に指導される呼吸法が「数息観《すそくかん》」です。この呼吸法は坐禅に限らず、日常生活の中で心身を調えたいときに有効な呼吸法でもあります。

心身が乱れると自律神経の働きで呼吸も乱れますが、逆に呼吸が調うと心身も調うのです。人間にとって呼吸は、命を支える重要な動作で、こころの状態と直結しています。

特に**こころを調えるために自分の息を数えながら呼吸するのが、数息観**です。

息の数え方は一般的に、1から10まで数えたら、再び1に戻り、これをひたすら繰り返していきます。

また息の数え方は、吐く息を数える方法、吸う息を数える方法、吐く息と吸う息を合わせて1つとする方法などさまざまなものがありますが、効果は変わらないようです。やりやすい方法のものを実践するとよいでしょう。

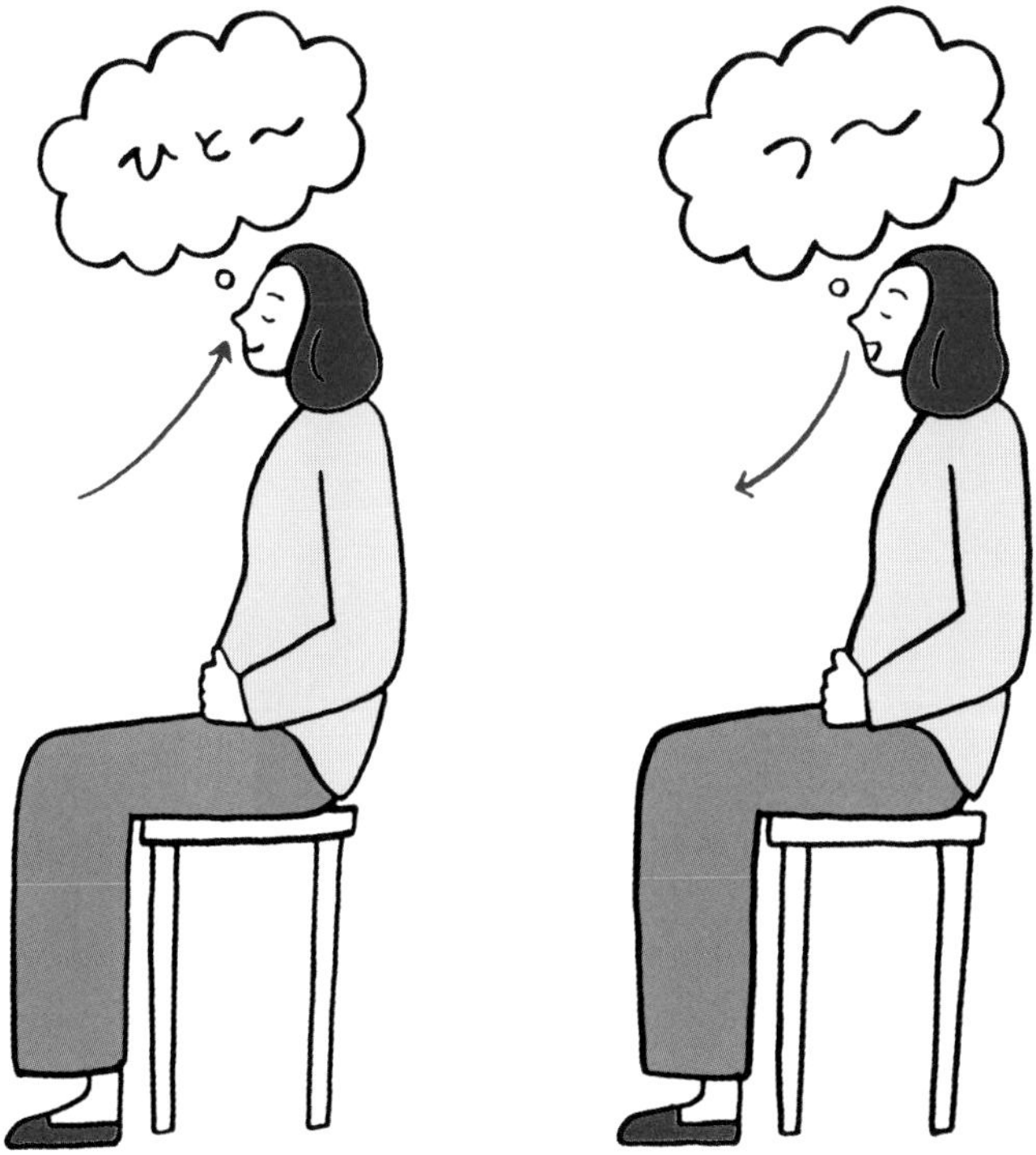

「数息観」のやり方

ここでは吐く息と吸う息を一往復で1つと数える方法を紹介します。

①息を吸うときに「ひと〜」とゆっくりこころの中で唱えます。

②息を吐きながら「つ〜」とこころの中で唱えます。

③次の息を吸うときは「ふた〜」、吐くときに「つ〜」と数えます。

④「十（とお）」まで数えたら、また「1つ」から数えていきます。

※途中で、湧き上がってきた雑念を追いまわして、数えてきた数字を忘れてしまった場合は、深く考えずにまた「1つ」から始めていくようにしましょう。

Self-care Work

ストレス 不安 イライラ

歩く瞑想（ウォーキング・メディテーション）

足の動きに意識を集中するとこころを今に置ける

歩く瞑想は、ウォーキング・メディテーションとも呼ばれています。よく耳にするウォーキングは、運動の効果で主に身体的な効果があるのですが、**歩く瞑想はマインドフルネスの方法の1つでもあり、こころへの効果を目指すという違いがあります。**

歩くことに集中すると、こころを「今・この瞬間」に置き続けることができるようになるのです。

歩く瞑想は、禅語の「歩歩是道場（ほほこれどうじょう）」に由来しているといわれています。これは、私たちが日常的に当たり前のように行っている「歩く」という行為も立派な修行なので、一瞬一瞬にしっかりと集中しましょう、といった意味があります。

グーグルなどの社員研修プログラムでもこのプログラムが用いられており、社員の能力開発や集中力をつけるといった効果が認められています。

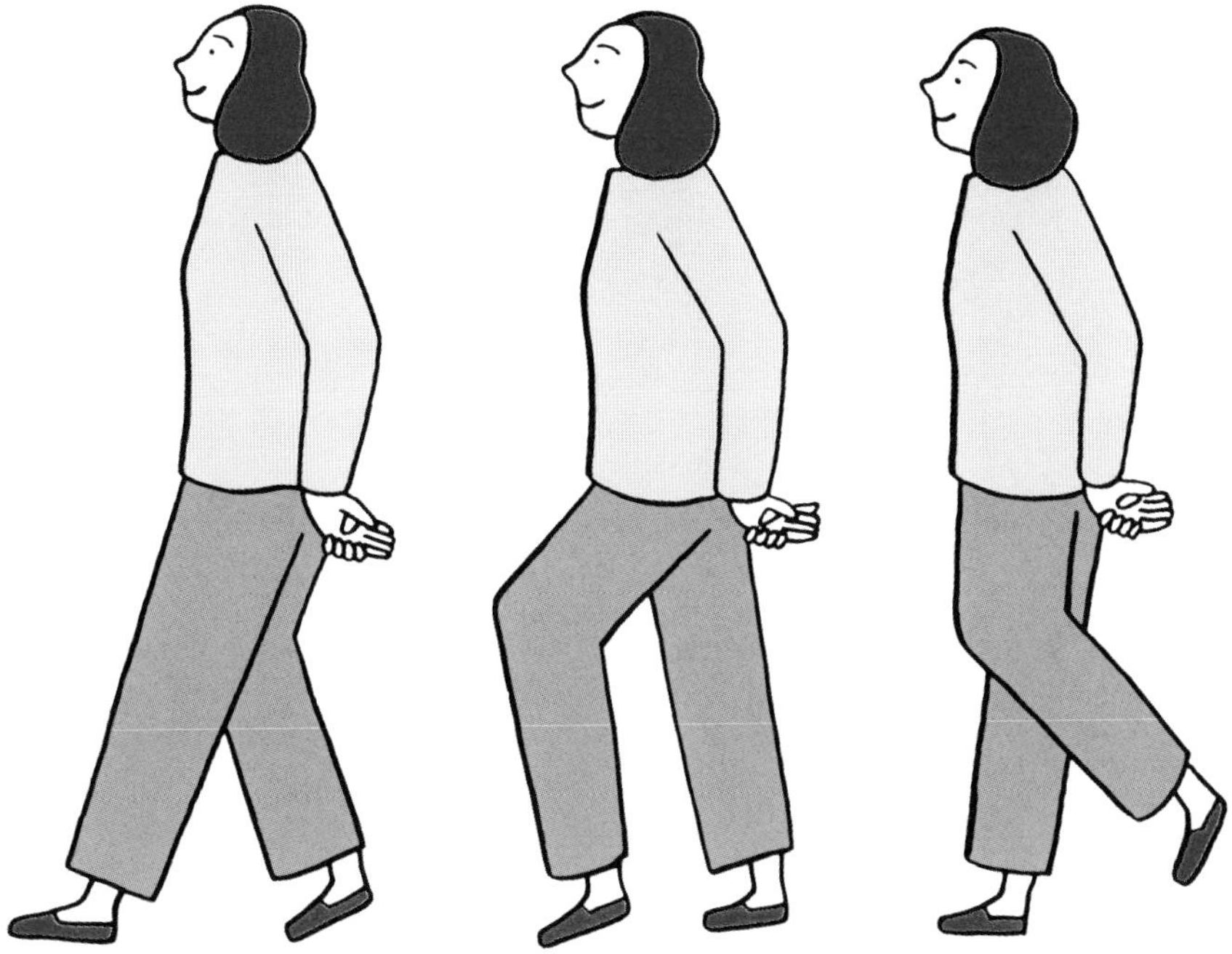

「歩く瞑想（ウォーキング・メディテーション）」のやり方

①手は後ろで合わせるようにして立ちます。

②こころとからだのあり方を観察します。片方の足の裏に意識を集中し、その感覚を観察します。

③「右足を上げる」「空中で前に進める」「地面に下ろす」と実況中継をするようにこころの中で言います。慣れてきたらさらに細かく動作を分けて「右足を上げる」「前に進める」「地面に下ろす」「床に足がつく」「体重をかける」とそれぞれの動作をじっくりと観察します。

※屋外でも屋内でも可。最初は５分くらい、慣れたら長くしていきます。

Self-care Work

ストレス　疲労　運動不足

ストレッチ

筋肉がやわらかくなると
からだとこころがほぐれる

人は運動したり、長い間、同じ姿勢や動作を続けていると、筋肉がこり固まってきます。また、心理的なストレスや緊張状態にあると、筋肉も緊張して硬くなります。

硬くなった筋肉は、神経を圧迫し血流阻害を起こします。ストレッチで筋肉がやわらかくなると、圧迫されていた血流がよくなり、酸素や栄養分が滞りなく行き届くので、代謝が上がります。

ストレッチは、運動前や運動後の筋肉の柔軟性を高める目的で行いますが、心理的にも効果があります。たとえば不安やストレスが低下してリラックス感が高まる効果や、認知機能が改善する効果があることもわかっています。

長時間のデスクワークやスマホの操作などで同じ姿勢をとり続けているときにストレッチをすると、リラックス効果が期待できます。特に心理的にストレスが高まった場合には、緊張しやすい首まわりや肩の筋肉を重点的にストレッチするとよいでしょう。

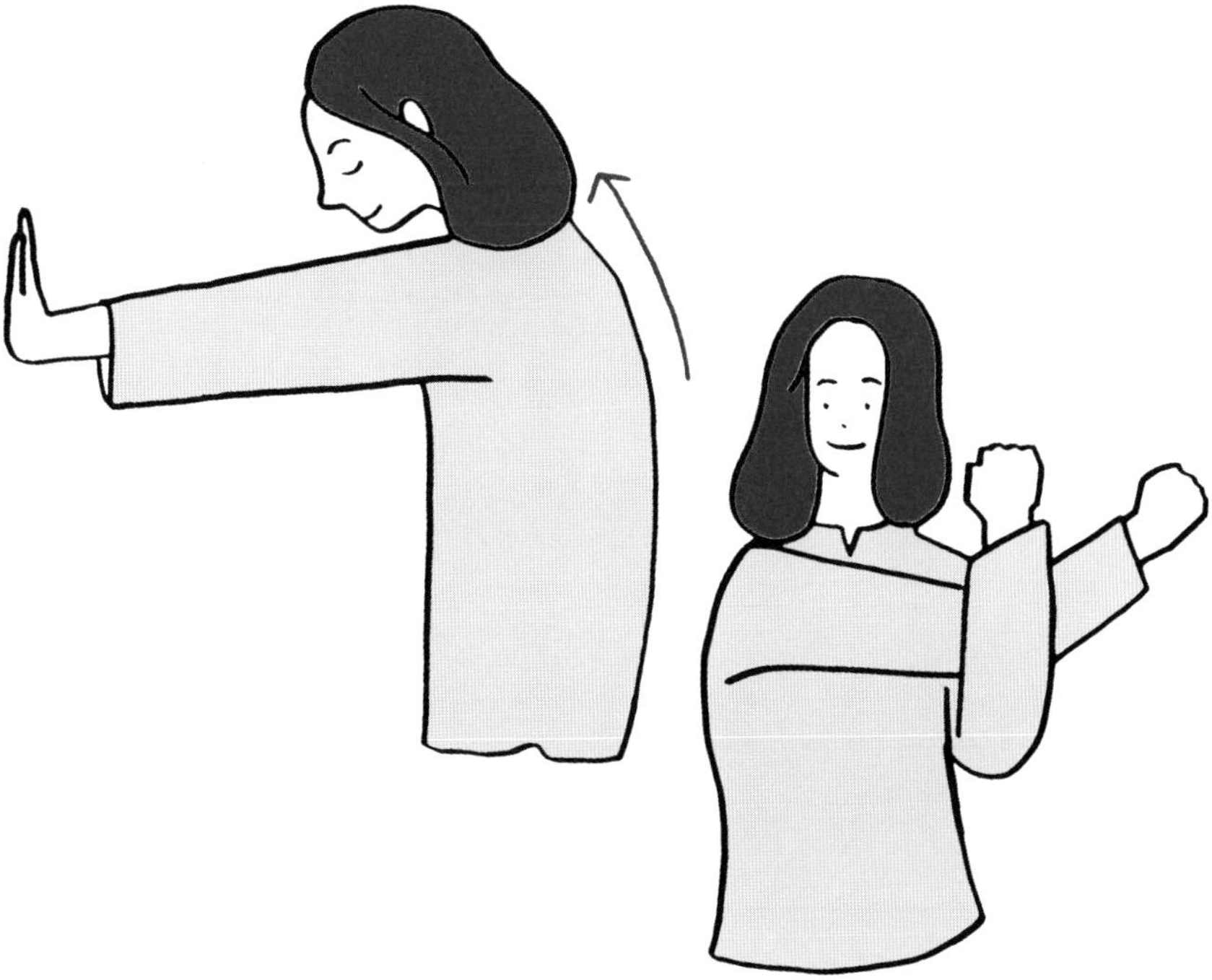

「ストレッチ」のやり方

- イラストで紹介しているストレッチは、肩甲骨と上腕二頭筋を伸ばしている様子です。肩こりがある人やパソコン作業を続けた後にやると効果的です。10秒程度、この姿勢をキープします。
- 他にも、上半身や首をねじったり、後ろに反らしたり、横に曲げたりする動きも効果的です。10秒ほど姿勢をキープするのがポイントです。こうすることで、筋肉が伸びて血液循環がよくなり筋肉のこりが解消されます。

Self-care Work

ストレス　不安　イライラ

筋弛緩法

ゆるんだからだを感じて こころをゆるませる

普段、私たちのからだは、自分でも気づかないうちにあちこちに力が入っています。それは姿勢を保ったり行動をしたりするためには必要なことですが、不安やストレスなどが加わったときにも緊張して硬くなります。

そんなときに「リラックスしよう」「落ち着こう」とこころに言い聞かせても、リラックスどころか逆効果になってしまうことがあります。筋肉は自分の意思で緊張させることはできますが、自分の意思で伸ばすことは難しいのです。

ここでは、そんな筋肉の緊張を利用したおすすめの方法を紹介します。米国の精神科医エドモンド・ジェイコブソンが開発した「筋《きん》弛緩法《しかんほう》（漸進的《ぜんしんてき》筋弛緩法）」という筋肉をゆるめる方法です。

まずは**筋肉を硬く緊張させてから、一気に力を抜きます。**そうすると、**筋肉は自然にゆるまるという性質があるので、これを利用してからだの緊張をほぐしていきます。**これがこころのリラックスにもつながるのです。

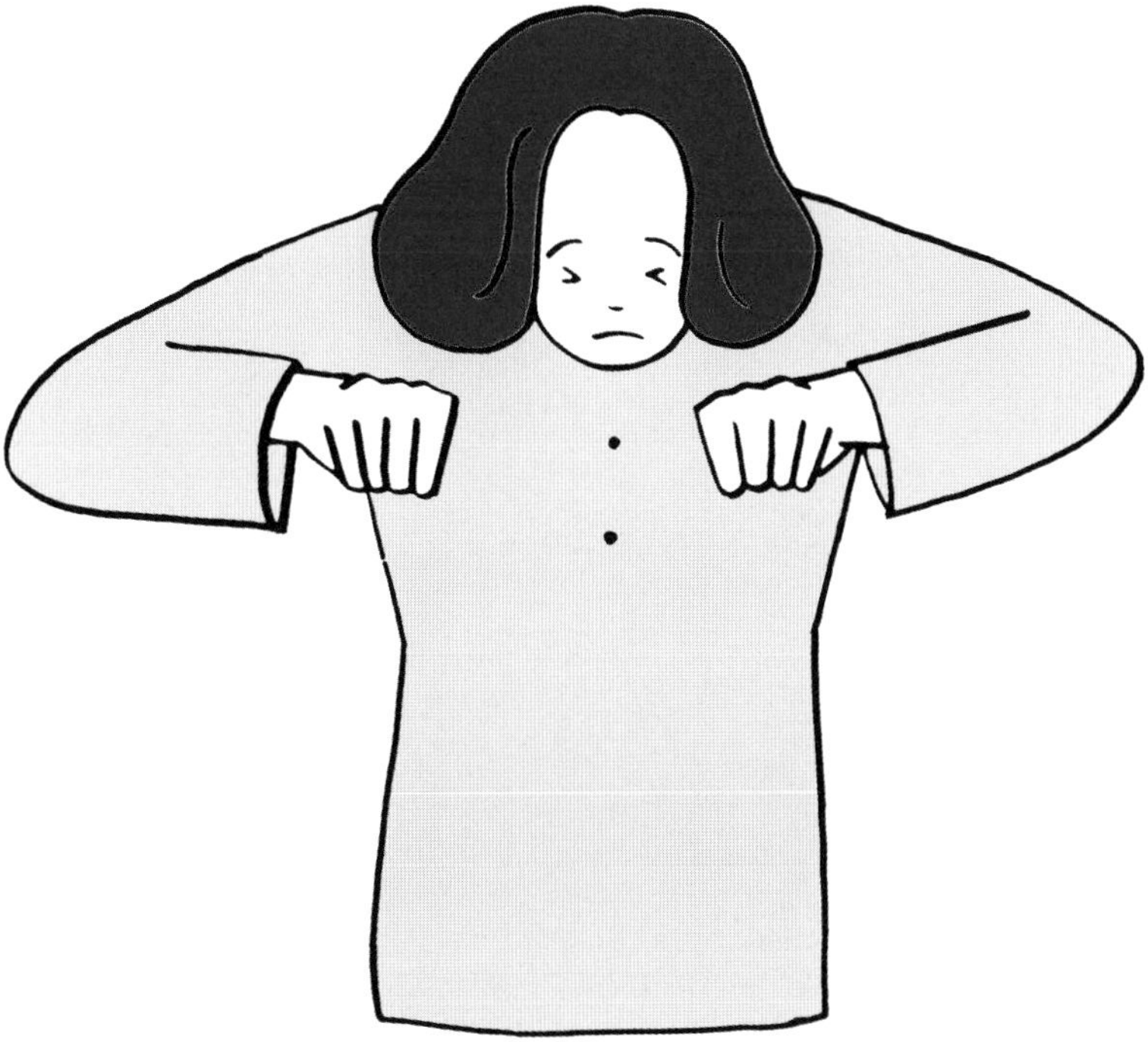

「筋弛緩法」のやり方

①手：両腕を前に伸ばして握りこぶしを作り、10秒間力を入れます。
→脱力（20秒）

②上腕：握りこぶしを肩に近づけ、曲がった上腕全体に10秒間力を入れます。→脱力（20秒）

③肩：両肩を上げて、首をすぼめるように肩に10秒間力を入れます。
→脱力（20秒）

④顔：奥歯を噛みしめて10秒間力を入れます。→脱力（20秒）

⑤全身：1～4を一度に10秒間緊張させます。→脱力（20秒）

※力を抜いたときの、じんわりとゆるむ感じを味わいましょう。

Self-care Work

ストレス　不安　イライラ

感情の擬人化（『インサイド・ヘッド』）

感情を客観化して自分のこころを理解する

人はストレスや悲しみを感じるとそこから逃れようとして、衝動買いや、やけ食いなどを繰り返してしまう習性があり、これが健康に悪影響を与えてしまうことも少なくありません。米国テキサス大学の研究で、そうした悲しみを擬人化することで、悲しみのレベルを下げることができることがわかりました。

研究では参加者に対して、「非常に悲しいと思ったできごと（親しい人の死など）」を思い浮かべるように依頼して、その時点での「悲しみのレベル」を1～7で評価してもらいました。そして参加者の1つのグループには「自分の悲しみを人で表現すること」を指示しました。するとそのグループの参加者は「頭を下げてゆっくりと歩く少女」とか、「笑顔のない青白い人間」などと表現しました。そうして**悲しみを擬人化しているうちに、自分と悲しみの間に距離ができるようになり、悲しみの感情が軽くなった**のです。

深い悲しみに襲われたときは、ぜひこの方法を試してみてください。

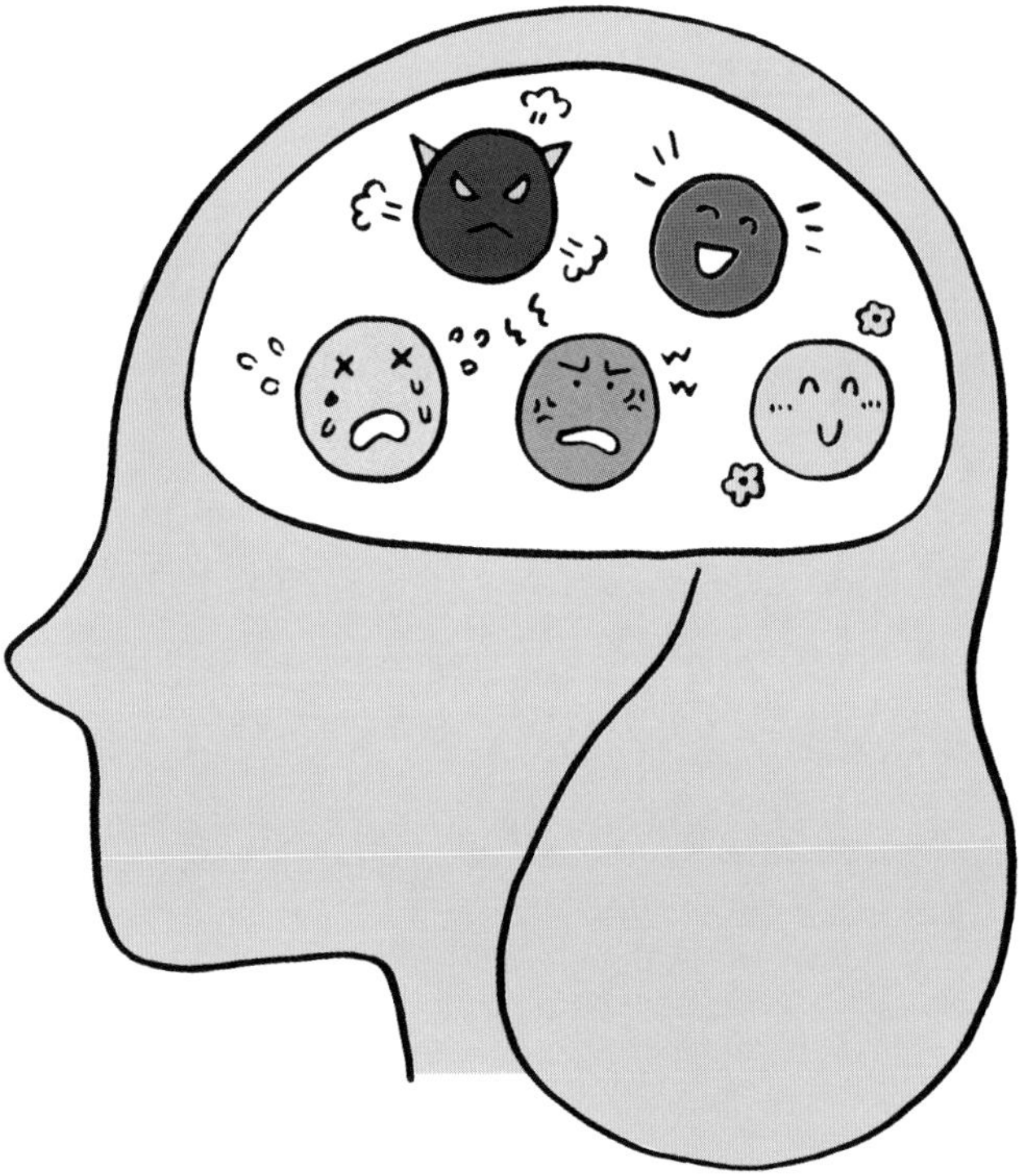

「感情の擬人化（『インサイド・ヘッド』）」のやり方

①紙と鉛筆を用意します。

②自分が悩んでいる感情（不安や悲しみなど）と、その原因になったできごとを思い出してください。

③その感情を人に見立ててみましょう。その人がどんな人物なのか、イラストあるいは文章に書き出してみましょう。擬人化しにくい場合は、その感情に名前をつけるだけでも OK です。

④擬人化する前と、した後で、悩んでいる感情が変化したか確かめてみましょう。

Self-care Work

ストレス　不安　イライラ

ファイブセンス・カウントダウン

五感に次々と意識を向けて悩みを追放

「ファイブセンス・カウントダウン」は、五感の感覚に次々と意識を集中していく方法です。次々と五感に集中していく結果、意識が「今・ここ」に向かうようになります。

これをやったからといってネガティブな気持ちが消えるわけではありませんが、少なくとも激しい感情と距離をとることができ、感情の波に呑み込まれない状態になります。

当然ですが**「今」という瞬間には本来、まだ起こっていない将来のできごとも、すでに起きてしまった過去のできごとも存在しないはずです。そのため「現在」に意識を向け続けられれば、それらのできごとから生まれる不安や抑うつから自由になれるのです。**

五感に意識を向けるとストレスが減ることは、多くの研究でも証明されています。激しいストレスに襲われたら、すかさず自分の五感をフルに活用して、「今」に意識を集中させてみましょう。

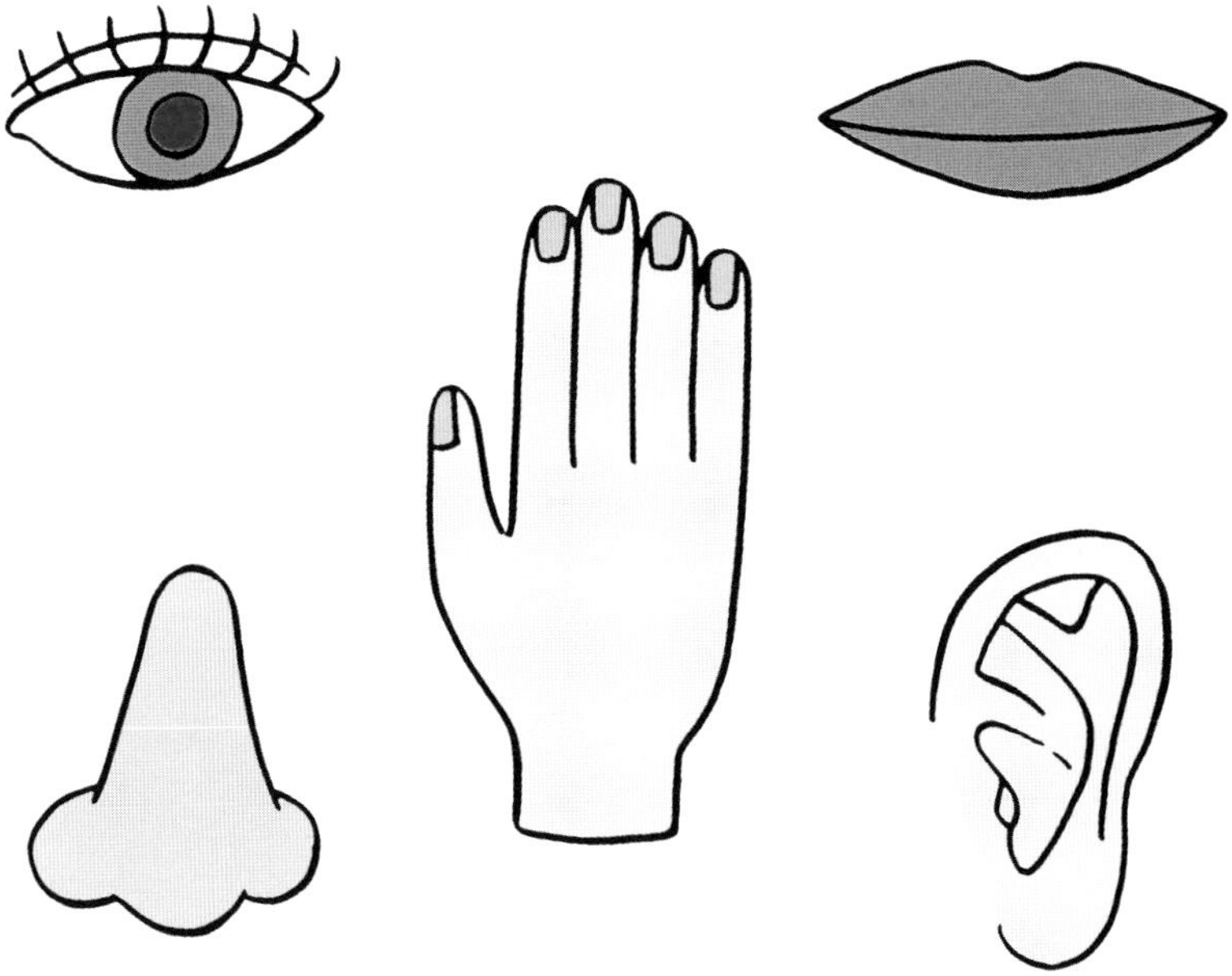

「ファイブセンス・カウントダウン」のやり方

①視覚：周囲を見て、目に入ったものを５つ声に出して言ってみます。その特徴もしっかり見るようにしましょう。

②触覚：目をつぶって、手が届く範囲の４つのものに触れます。触れたものに意識を向けましょう。

③聴覚：目をつぶって、聞こえてくる音を３つ探します。その音にしっかり意識を向けましょう。

④嗅覚：目をつぶって、鼻から息を吸って、匂いを２つ感じ取ってみましょう。その匂いにしっかり意識を向けましょう。

⑤味覚：身近にある食べ物や飲み物、１つを口に入れます。その味や食感に意識を向けてみましょう。

Self-care Work

ストレス　疲労　イライラ

感謝の日記

感謝の態度を養って幸福感アップ

感謝の気持ちを持つことは、リラックスして健康を増進させる効果があります。ここで大切なことは、**感謝の気持ちというのは、人に何かをしてもらったときに感じる感情というよりも、いろいろなことに感謝するような態度を養うこと**です。

そのための方法として、感謝の日記をつける方法があります。たとえば米国の心理学者、エモンズたちの研究では、感謝の日記を3カ月続けていると、幸福感やポジティブな気持ちが高まり、抑うつが減ることがわかっています。

やり方は、一日の終わりに、その日にあった感謝すべきできごとを思い出します。「誰に」「どんなことを」感謝できるか、思い出してみましょう。

嫌なことばかりで、感謝すべきことが特になかったような場合でも、「神様が自分に試練を与えてくれた」とか「喧嘩するほど仲良くなれるんだ」というように、物事を捉え直すようにするとよいでしょう。

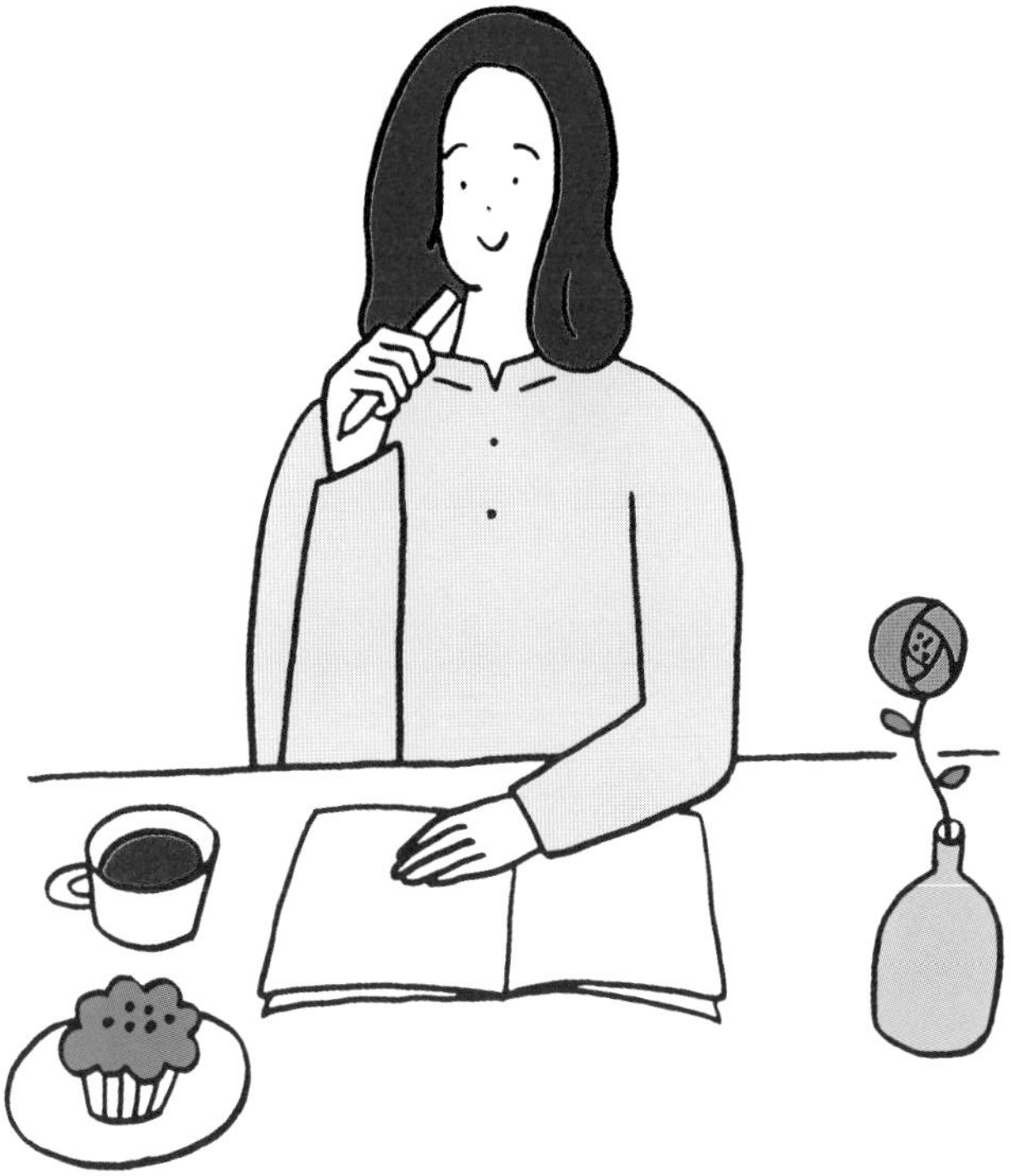

「感謝の日記」のやり方

①一日の終わりに、その日にあったできごとを思い出しましょう。

②思い出したことから1つを選んで、そのことへの感謝の気持ちを綴ってみましょう。感謝することがない場合でも、捉え方を変えて考えてみましょう。たとえば何もなかった一日だとしても、「今日一日、平穏に過ごせたこと」に感謝してみましょう。

③日記帳に書いてもよいし、他人には公開しない設定にしたSNSやブログでも構いません。

④「誰に」「何を」感謝するのか、ポイントを絞って書いてみてください。

Self-care Work

ストレス　不安　イライラ

セカンドパーソン・セルフトーク

辛いときは、二人称で自分に話しかけてみる

ストレスを抱えて辛いときにおすすめの方法を紹介します。これは、自分自身に二人称を使って話しかける方法です。米国ミシガン大学では、人前で話してもらうというストレスを与えたときに、AとBの2つのグループでストレスや不安を比べてみる研究が行われました。

Aは一人称で自分に話しかけるグループ。私はなぜ緊張しているのか、私はゆっくり話したほうがいいなど。Bは二人称で自分に話しかけるグループ。あなたはなぜ緊張しているのか、あなたはゆっくり話したほうがいいなど。するとBグループのほうがはるかにストレスや不安が小さくなることがわかりました。それは、二人称で自分に話しかけることで、自分自身の行動や感情を、より客観的に捉えることができるようになったからだと考えられます。**自分の感情との間に距離をとることができると、自分を客観視できるのです。**ストレスを抱えたときには、自分自身に二人称で話しかけてみてください。

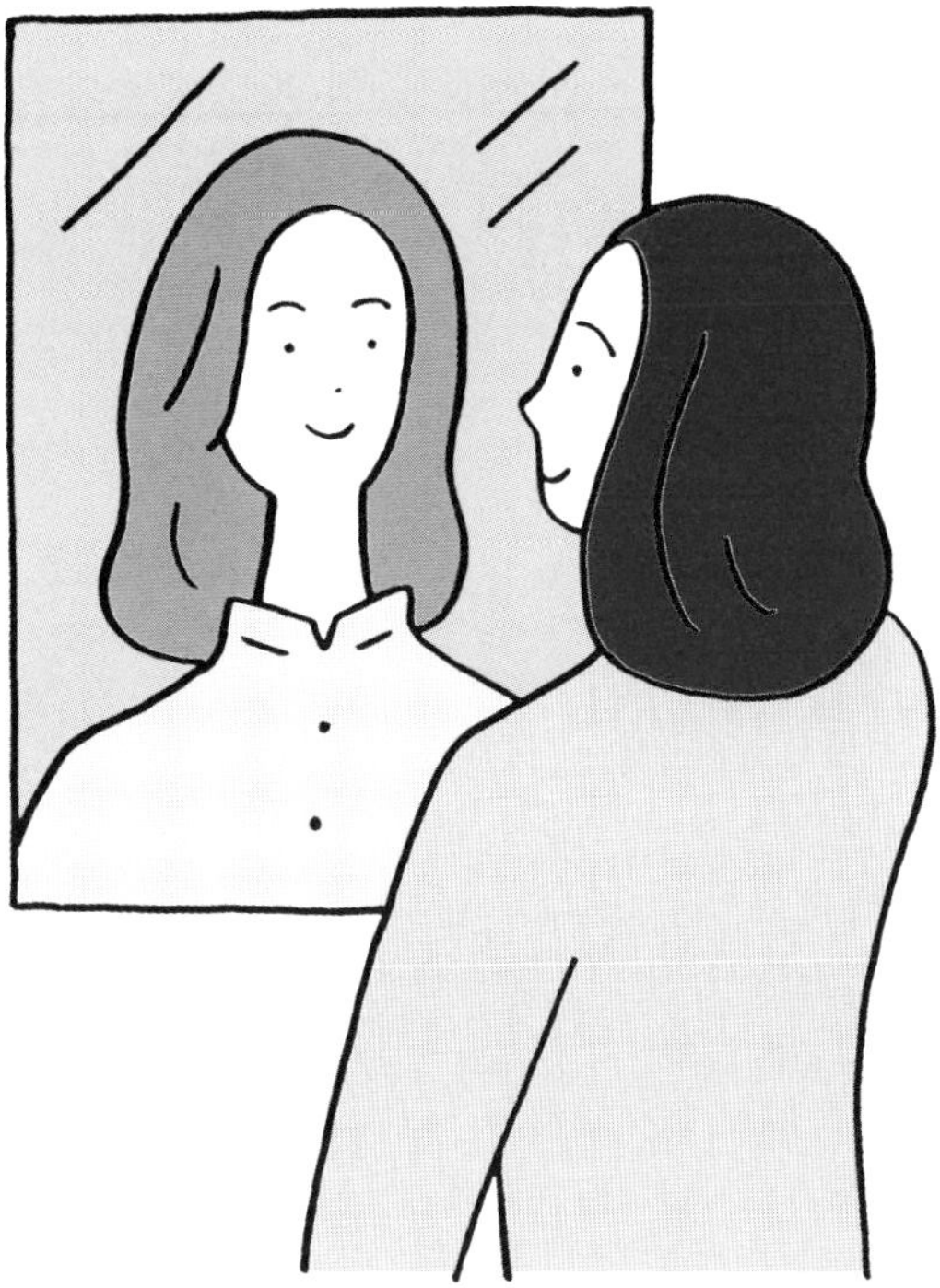

「セカンドパーソン・セルフトーク」のやり方

①ストレスや不安を感じたときに、鏡を見ながら自分に話しかける文章を考えてみましょう。二人称で「あなたはなぜそれほど腹を立てているのだ?」「おまえはそんなことにくよくよ悩む必要はないはずだよ」などの文章がよいでしょう。

②鏡に映った自分を見ながら、その文章を自分に言い聞かせるように話しましょう。

③自分の不安やイライラした気持ちが変化したか、確認します。もし変化がなければ、他の文章を考えてみましょう。

Self-care Work

ストレス

不安

イライラ

オイルやクリームを塗る

自分を思いやりながら触れるとリラックスできる

お風呂上がりなどに肌にオイルやクリームを塗る人は多いと思います。このとき、単に保湿のため、あるいは皮膚のために塗るという意識ではなく、自分自身を労り思いやる気持ちを持って優しく塗るだけで、心身に与える影響が異なってきます。

皮膚の実験をしたことがありますが、クリームやオイルを塗るときに肌に触れる感覚に意識を集中しながら思いやりの気持ちを持って行うと、そうでない塗り方よりも副交感神経が優位になって心拍がゆっくりになりました。

自分を思いやる気持ちと皮膚へのタッチングの相乗効果により、リラックスできるのです。

ポイントは、手のひら全体に馴染ませてから、ゆっくりと圧をかけながら触れることです。気持ちよさを感じる神経が活動してこうした効果につながります。

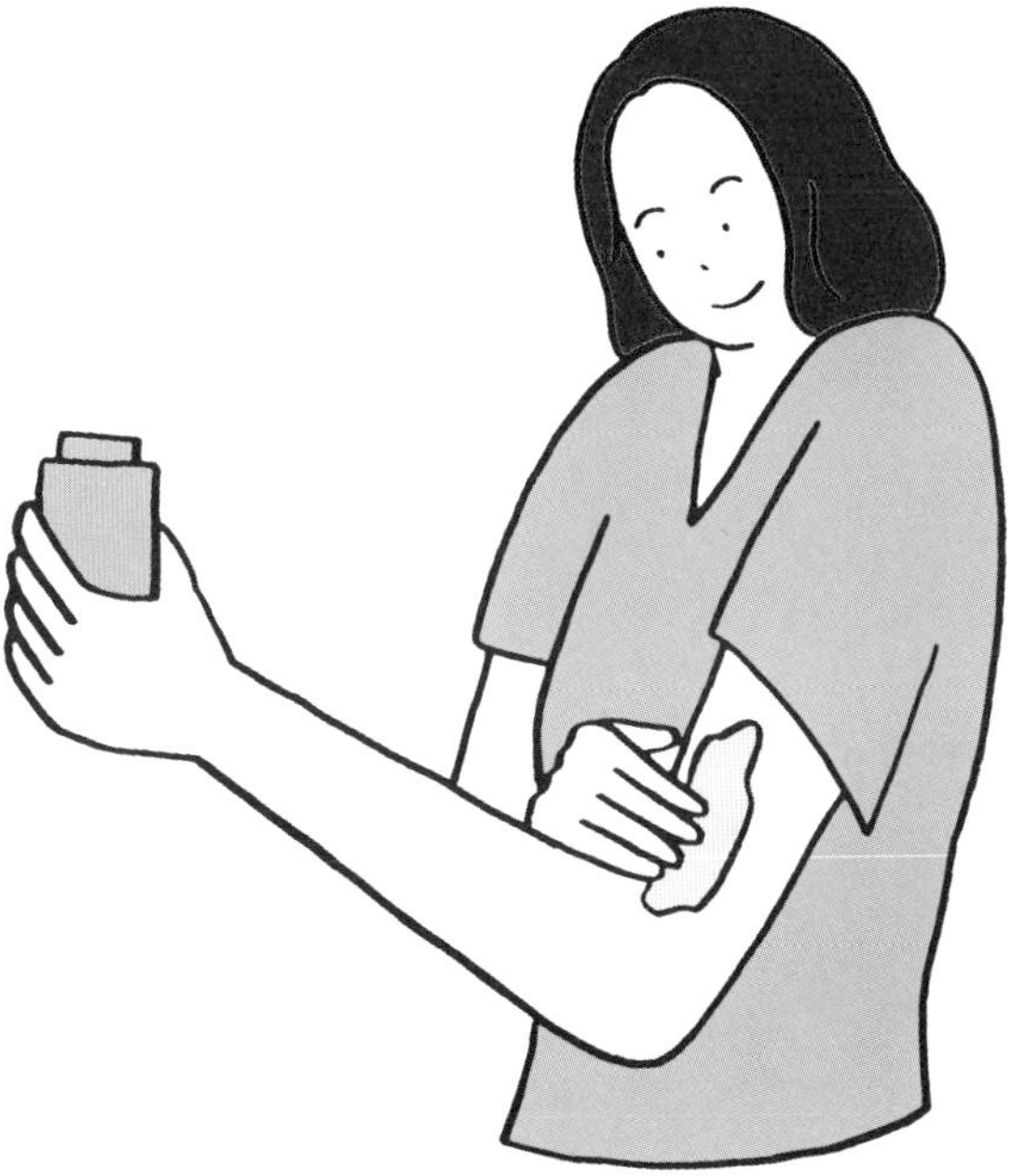

「オイルやクリームを塗る」のやり方

①手のひらにクリームやオイルを馴染ませます。

②手のひら全体を顔や腕に密着させながら、ゆっくりと手を動かして塗っていきます。

③肌に触れる気持ちよさに意識を集中しながら、「今日も頑張ったね」「失敗は誰にでもあることさ」などと自分に声をかけながら行います。

※このワークは、自分自身のからだや皮膚の感覚に意識を向けながら、思いやりの言葉をかけるのがポイントです。

Self-care Work

ストレス　不安　イライラ

手を温める

からだを温めるとこころも温まる

からだを温めると健康によい効果がありますが、ここではこころにとってよい効果のある方法を紹介します。

たとえば手を温めると、こころが温かくなって人に優しくなることがわかっています。それは皮膚で温かさを感じる脳の部分と、こころが温かさを感じる部分が一致しているからです。ですからお風呂や温泉に入っているときなどは、人とのこころの壁が低くなって、会話が弾みます。

気持ちよさを感じる神経線維は、温度にも反応します。実験では皮膚の表面温度が32度のときにもっとも反応が大きくなり、気持ちよさが最大になることも確かめられています。その効果は手以外の部位でも変わりませんが、特に**腰を温めると、ストレスホルモンと呼ばれるコルチゾールを分泌させる副腎の活動を抑制する効果も期待できます。**

冬の寒い日でも、携帯用カイロなどで手や腰を温めてみると、こころが安心してストレスが軽くなるのです。

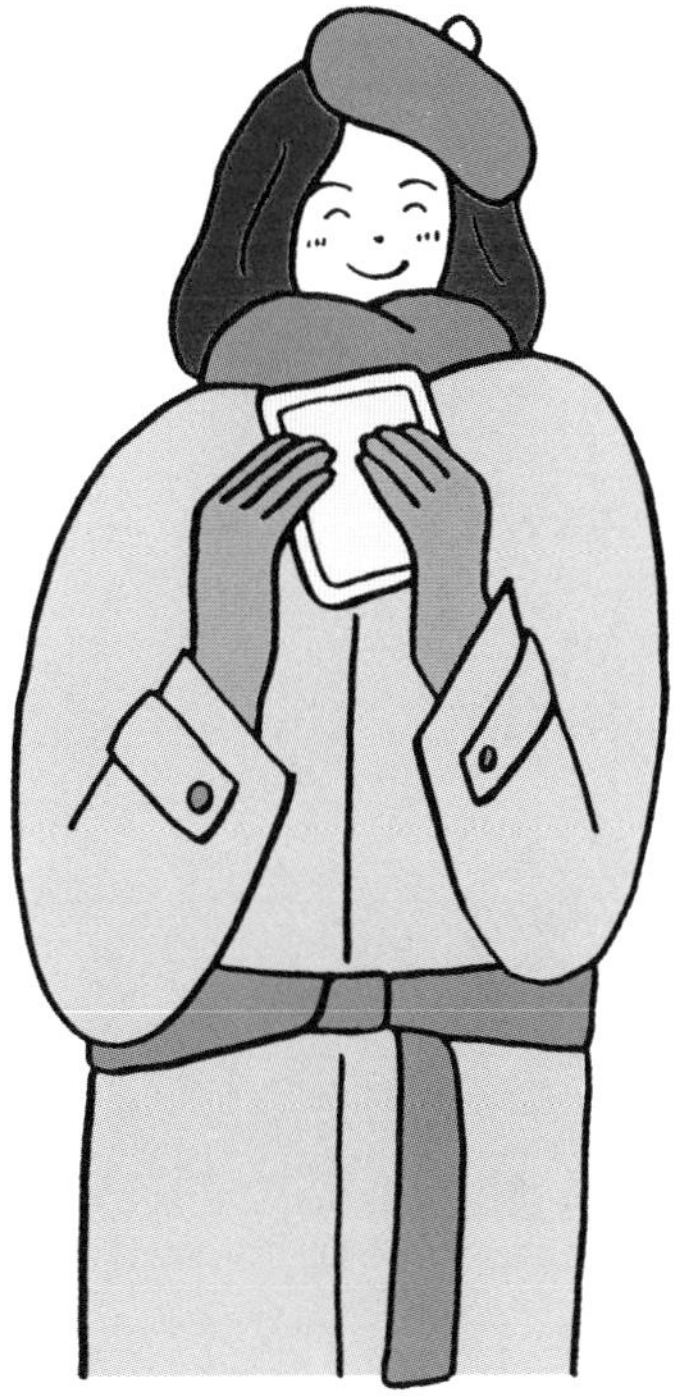

「手を温める」のやり方

特に秋や冬の寒い時期におすすめのワークです。

- 携帯用カイロを手に持ったり顔に当てます。
- ストーブに手をかざします。
- 足湯は全身の血流をよくします。
- 温かい感覚に意識を向けると、さらに効果的です。
- 腰を温めるとストレスを緩和させる働きもあります。

Self-care Work

ストレス　疲労　抑うつ

シャワーを浴びる

皮膚を熱で刺激して　こころをリフレッシュ

「皮膚は露出した脳」ともいわれるように、**皮膚への刺激はこころに直接影響を与えています。シャワーのように皮膚にマイルドな刺激を繰り返し与えると、こころがリフレッシュする効果があります。**

また、熱いシャワーを浴びると体表の温度が一時的に上がります。その後の放熱作用で深部体温（からだの内部や脳の温度）を低下させることができて、より熟睡できる効果も期待できるのです。

特に腰の内側部分には、ストレスホルモンを作っている臓器（副腎）があります。そこをお灸のようにシャワーを当てて温めてあげると、副腎の活動が抑制されて、ストレスホルモンの分泌が抑えられ、ストレスから早く回復することができます。

シャワーを足に当てたり足湯をしたりして、足を温めるだけでも、全身の入浴と同じくらい血流がよくなります。

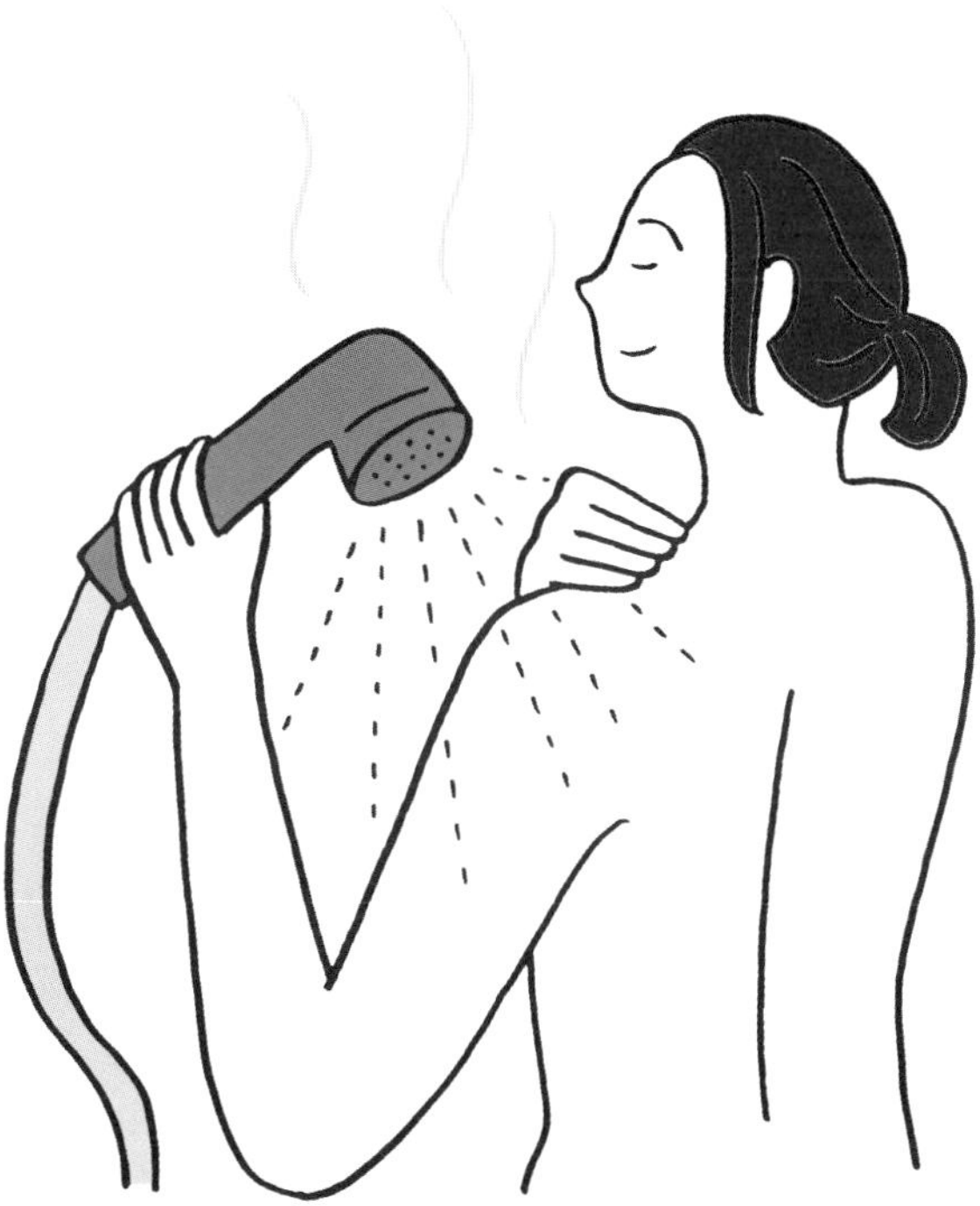

「シャワーを浴びる」のやり方

少し熱めのお湯を頭から顔、胸、腹、脚というように順番に全身にかけていきます。1カ所につき30秒程度かけてから、次々と移動していくと、脳の広い面積が刺激される結果、皮膚感覚が覚醒されます。

- 特に腰の部分は、副腎の活動を抑えるために、やや熱め（41度から43度）のシャワーを1分ほど集中的にかけましょう。ストレスホルモンが抑えられます。
- 足湯は全身の血流を促進します。

Self-care Work

ストレス　不安　疲労

フェイスプレッシング

顔への刺激は、朝と夜で違う効果を得られる

顔は特に触覚に敏感です。脳の中で顔が占める領域は、非常に広い面積を占めているため、**顔への刺激はこころに大きな影響を及ぼします。**

また、顔の筋肉（表情筋）は、一端が皮膚についている（皮筋《ひきん》）ので、繊細な表情が作れる一方で、大きく動かしたりするとシワの原因になることもあるため、皮膚自体はあまり動かさないほうがよいのです。

実験では、顔をプレスする刺激を与えると、朝と夜では違う効果が出てくることもわかっています。

朝、顔をプレスすると、交感神経が優位になり覚醒水準が上がり、すっきりして活力が湧いてきます。反対に夜、寝る前に顔をプレスすると、副交感神経が優位になり、覚醒水準が下がって、眠くなってきます。

このように同じフェイスプレッシングでも、それを行う時間帯によって反対の効果があらわれるので、うまく使い分けるとよいでしょう。

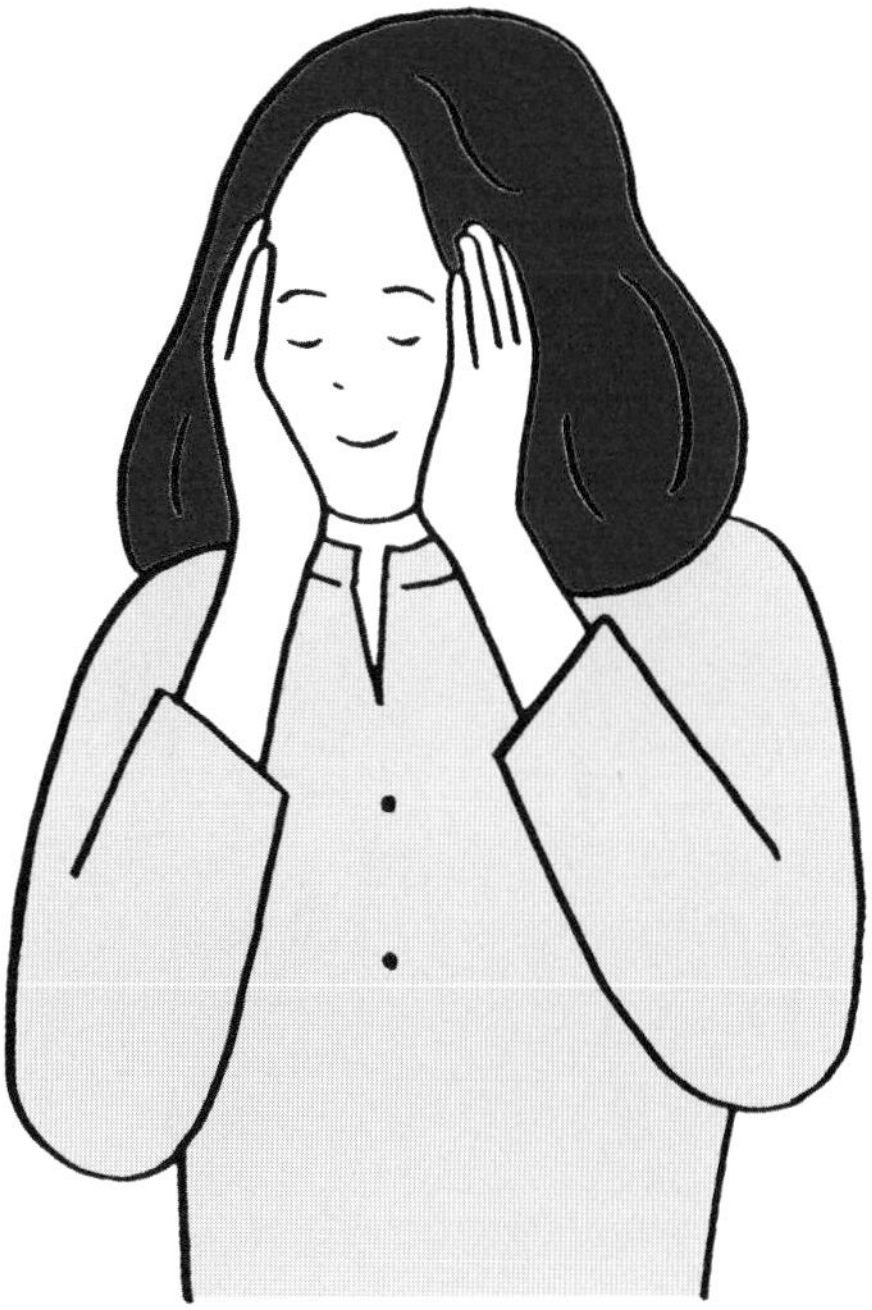

「フェイスプレッシング」のやり方

①両手のひらで両頬を包み込むように当てます。

②両手で軽く圧をかけながらプレスします。手は動かす必要はありません。そのまま30秒～1分ほどプレスしながら顔の感覚を感じましょう。強すぎず、弱すぎず、心地よい強さで圧をかけます。余計なことを考えるのはやめて、ゆっくりと呼吸をしながら顔の感覚に意識を向けるのがポイントです。

※冬場、手が冷たいときは手を温めてからプレスするようにしましょう。

Self-care Work

ストレス　不安　イライラ

五感を楽しむ（視覚）

カラーセラピーで幸福感を味わう

視覚的にリラックスできるのは、自然のものを見ることです。**色彩心理学の研究でも、木々の緑を見たり、空の青さを見ると心拍や血圧が下がってリラックスすることがわかっています。**

家の中でも観葉植物を育てたり、花を飾ったりして自然の一部を取り入れたり、自然の風景のポスターや絵画を飾るのも効果的です。また、家族写真や好きな俳優などのポスターなどを見ると、脳でオキシトシンが分泌されてリラックスや幸福感を感じることもわかっています。

いつも同じものを見ていると新鮮味がなくなってしまうので、写真は一カ月おきに替えるようにして変化をもたせましょう。

大人の塗り絵などは、自分で色を選んで塗る楽しさもあるのでおすすめです。塗り絵をしていると、好きな色を選んで塗るためカラーセラピーの効果もあり、1つのことに集中しているので瞑想の効果もあるのです。

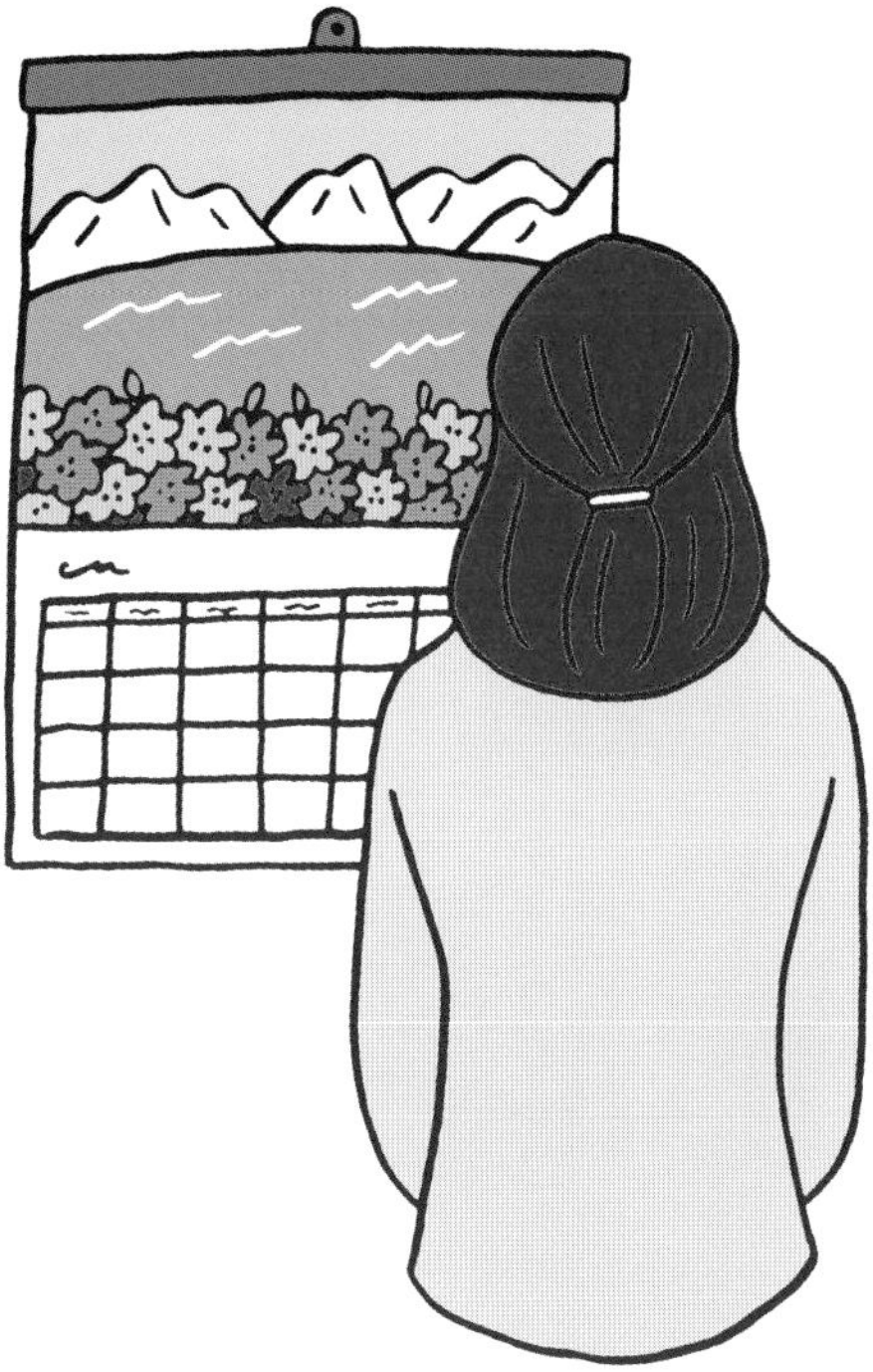

「五感を楽しむ（視覚）」のやり方

- 公園などで、緑の木々や空を眺めてみましょう。
- 部屋で観葉植物や花を育ててみましょう。
- 家族写真や、好きな俳優などのポスターを貼ってみましょう。
- 壁紙やカーテン、カーペットなどを、リラックスできる色彩のものにしましょう。
- 大人の塗り絵を趣味にしてみましょう。
- 家具の配置などを変えてみると、心理的にもリフレッシュできます。

Self-care Work

ストレス　不安　イライラ

五感を楽しむ（嗅覚）

感情と直結する匂いを嗅いでリラックス

五感の中でも嗅覚はダイレクトに感情に影響を及ぼします。それは脳のもっとも深いところにある、進化的に古い脳と呼ばれる大脳辺縁系に届くからです。この大脳辺縁系には、情動をつかさどる扁桃体と、記憶をつかさどる海馬があります。つまり、**匂いを嗅ぐと、その情報が感情や記憶に働きかける**のです。

特にアロマの匂いは、さまざまな匂いを自分の好みで楽しめます。研究では、**ラベンダーの香りを嗅ぐと脳でオキシトシンが分泌されて、リラックス効果が高まる**ことがわかっています。ラベンダー精油の主成分であるリナロールと酢酸リナリルは、動物実験でも抗炎症、抗ウイルス、鎮痛などの作用が認められています。脳に化学的な作用をもたらし、直接オキシトシンの分泌が増えるそうです。

リナロールや酢酸リナリルが多い他の精油として、クラリセージやベルガモットなどもあります。その他にも自分の好きな香りや、その時々の気分でいろいろな香りを楽しんでみましょう。

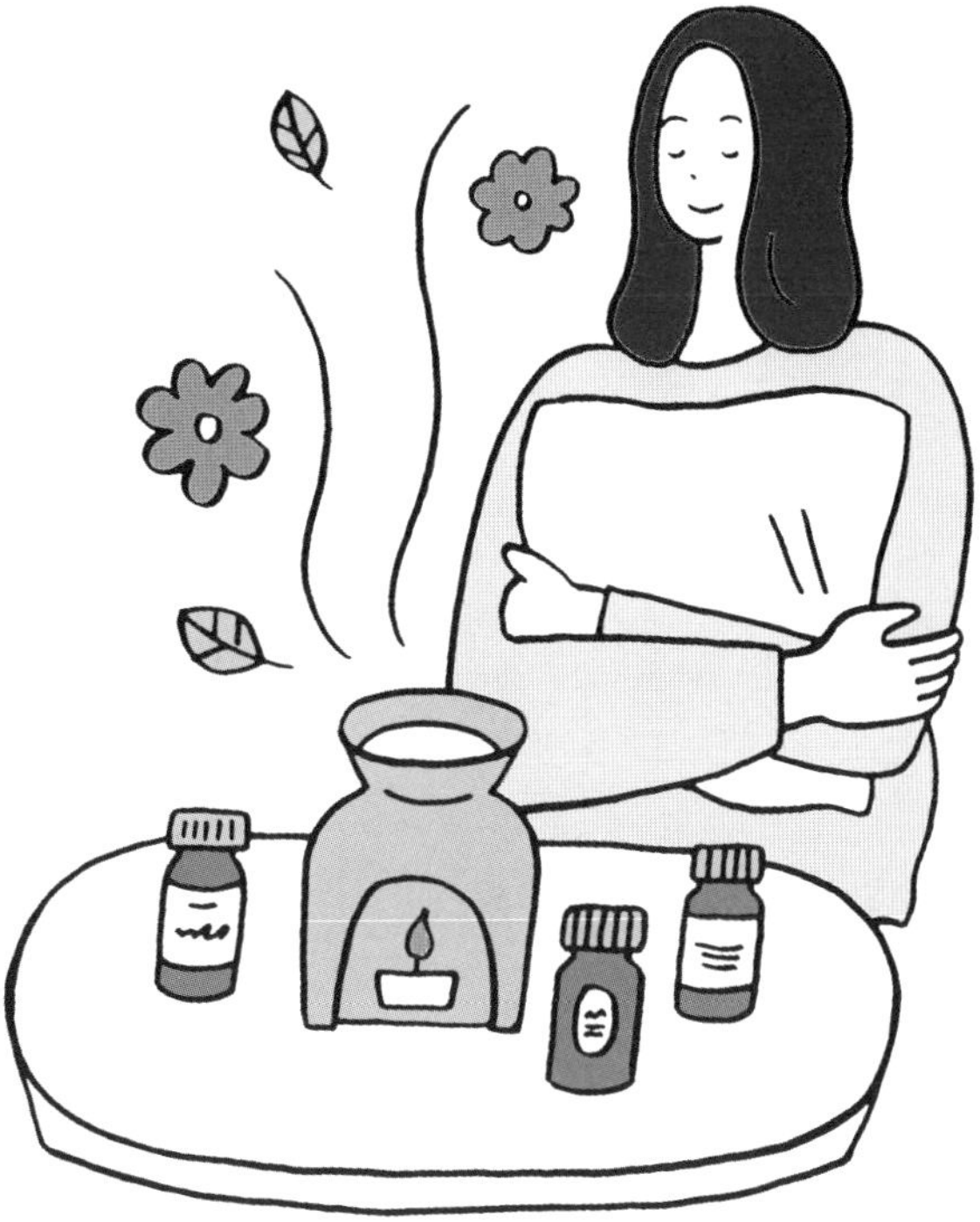

「五感を楽しむ（嗅覚）」のやり方

- ラベンダーの香りを嗅ぐと、オキシトシンが分泌され、リラックス効果が期待できます。
- クラリセージやベルガモットでもオキシトシンが分泌されます。
- いつも同じ匂いではなく、変化のバリエーションをつけましょう。たとえば、お香をたいたり、日本茶の匂いもリラックス効果があります。
- 匂いはすぐに慣れてしまうので、短時間で十分な効果があります。

Self-care Work

ストレス　不安　イライラ

五感を楽しむ（触覚）

やわらかいものに触れて心地よさを感じる

皮膚感覚とこころは密接な関係があります。たとえばやわらかいものに触れると、こころもやわらかくなる効果が確かめられています。また触れ方にも注意が必要です。それは**心地よさを感じるための神経線維は、ゆっくりしたスピードで触れられるものにしか反応しない**からです。

実際に皮膚の実験で、参加者のペアの一方が、いろいろなスピードで手を動かしながら相手の背中を撫でてみたところ、やはりゆっくりしたスピードで撫でられたときに、もっとも副交感神経（リラックスの神経）が優位になり、心地よさや安心感が高まることが確認できました。

ストレスがたまっていたり、気持ちが不安定になっていたりするときは、やわらかい素材のものを手で触れたり顔に当てたりして、その感触を味わいましょう。その神経線維は顔にも多く存在しているからです。またゆっくりしたスピードで触れると、慢性的な痛みが軽くなる効果も確かめられています。

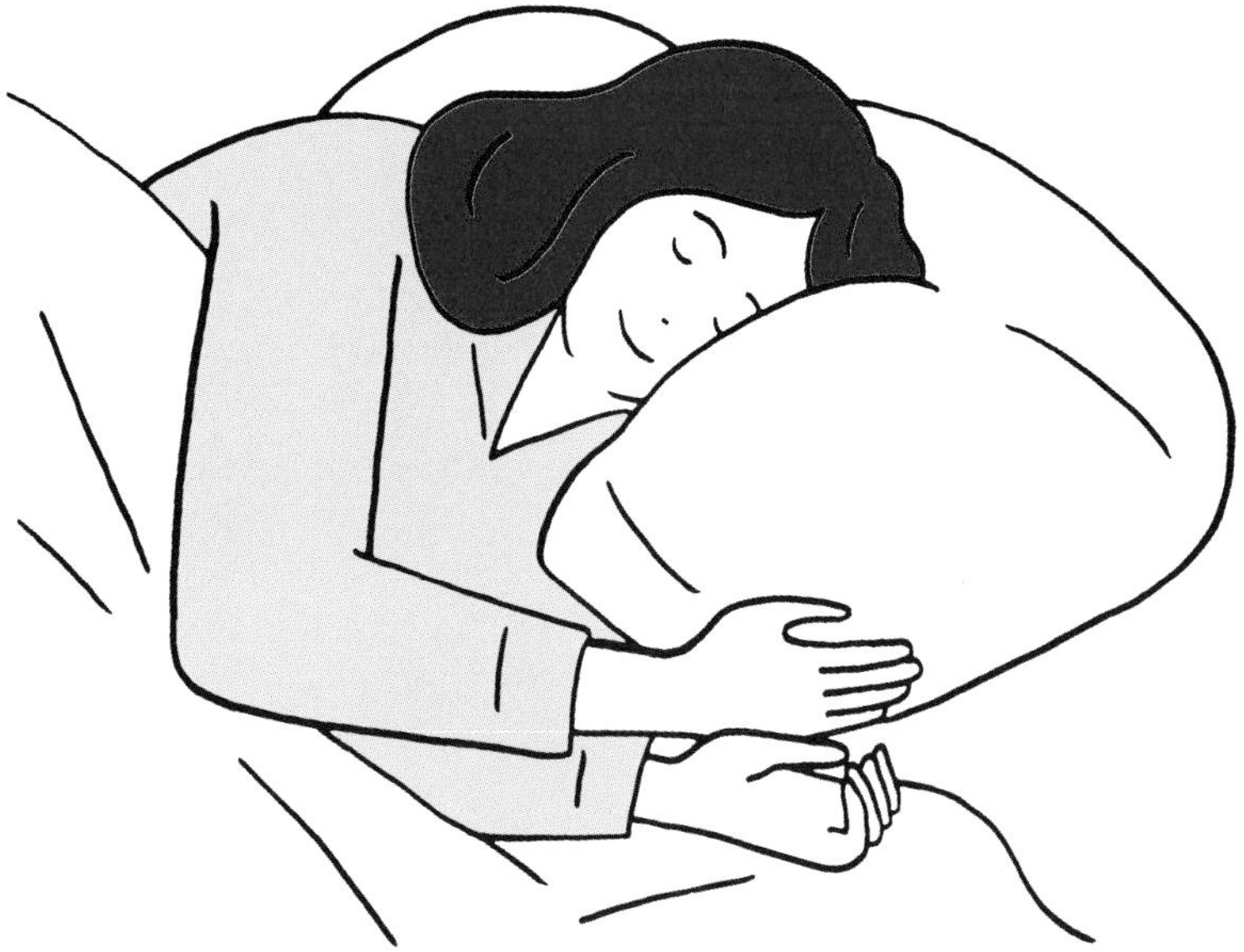

「五感を楽しむ（触覚）」のやり方

①やわらかく肌触りのよい布（毛足の長いタオルや、毛皮などの素材、ベルベットの生地など）を用意します。

②用意した布を手のひらや手の甲でゆっくりと撫でます。

③布を顔に当ててもよいでしょう。特に手の甲や顔は、気持ちよさを感じる神経線維がたくさんあります。

④布の感覚に意識を集中するようにして、1分程度触り続けます。触れる前と比べて変化が小さい場合は、別の布で試してみましょう。

Self-care Work

ストレス　不安　イライラ

五感を楽しむ（味覚）

食べるとオキシトシンが分泌される

厳密にいえば味覚ではなく、むしろ触覚刺激ともいえますが、**食べ物を食べることでもオキシトシンは分泌されます。それは口腔粘膜に食べ物が接触すると、それが脳に届いてオキシトシンが分泌されるから**です。

さらに食べ物が胃や腸管に達すると、腸で分泌されるコレシストキニンが迷走神経（リラックスさせる機能をもつ自律神経）を刺激します。するとその刺激が脳に入り、そこから視床下部にあるオキシトシンを作る細胞を刺激します。

また特にスウィーツなどの甘味を感じると、幸福感を高めるといった研究もあります。ダイエット中の人は、糖分の少ない甘味料を口に入れるとよいでしょう。

甘くて食感を刺激する食べ物として、ガムやグミなどの菓子や、腸までしっかり届く食物繊維の多い食品（ごぼう、芋、こんにゃく類など）もおすすめです。

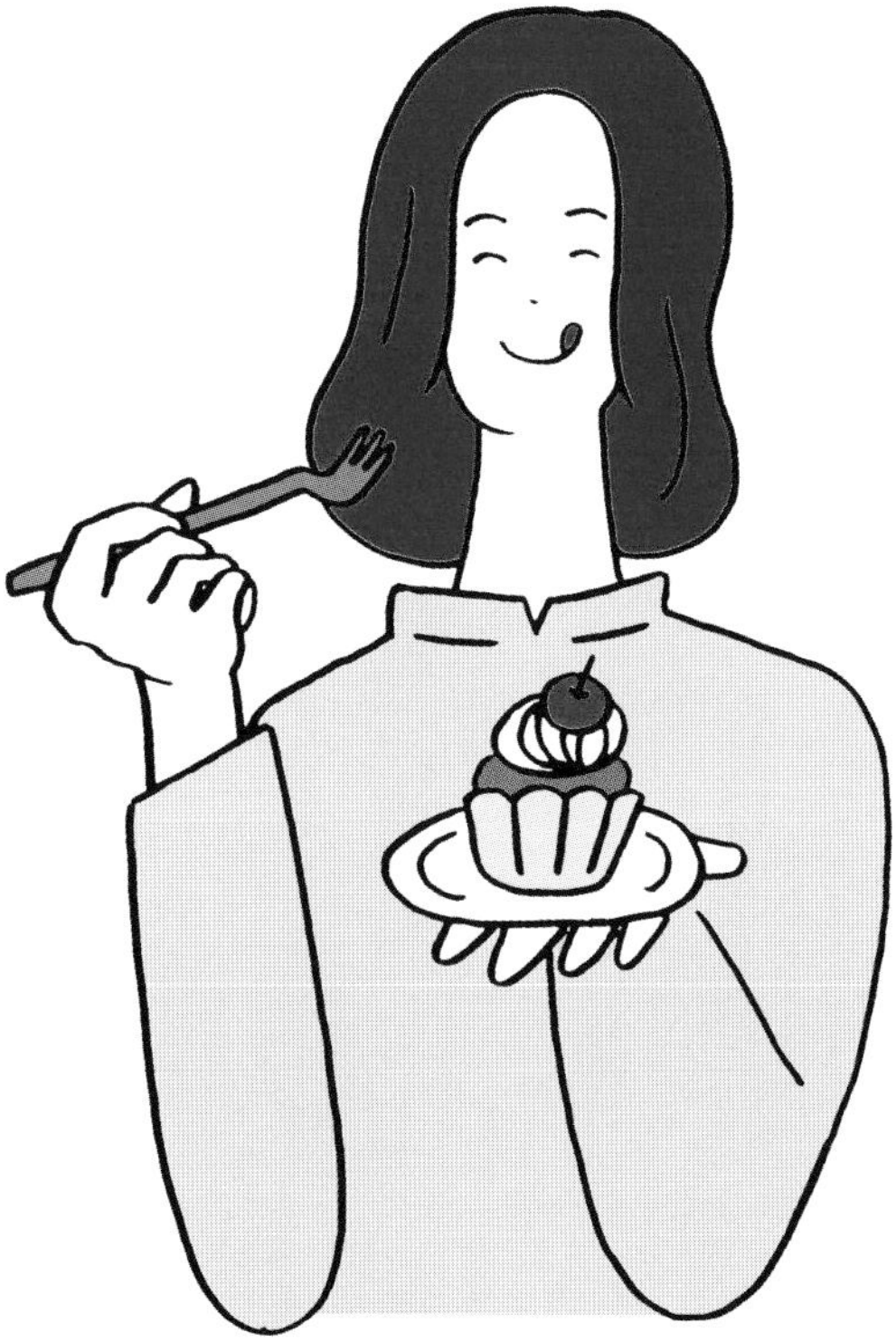

「五感を楽しむ（味覚）」のやり方

- 食事は親しい人と一緒にすると、オキシトシンが出て満腹感を感じやすくなります。
- ゆっくりと味わって食べると、口腔粘膜が刺激されて満腹感を感じやすくなります。
- 甘味料を使って甘さを感じると、ダイエットしながら幸福感が高まります。
- 食感を刺激する食べ物（ガムなど）や、食物繊維が豊富な食べ物（ごぼうなど）はオキシトシンを増やします。

Self-care Work

ストレス　不安　イライラ

五感を楽しむ（聴覚）

疲れたときは音楽を聴くと癒される

音楽が好きな人は多いと思います。疲れたときやストレスが高いときには、ぜひ音楽を聞きましょう。

ＮＴＴコミュニケーション科学基礎研究所で行った実験では、実験参加者にスローテンポの音楽を聴かせるとオキシトシンが分泌されることがわかっています。それに対して、アップテンポの音楽を聴かせたときには、ストレスホルモンのコルチゾールが減少することもわかっています。ですから寝る前などに**リラックスしたいときはスローテンポ、ストレスがたまって発散したい日中にはアップテンポの曲というように選曲するとよいでしょう**。

また、カラオケなどで実際に歌うことでもオキシトシンが出ることもわかっています。歌うと腹式呼吸をするためセロトニンの分泌も促され、ダブル効果になります。音楽のジャンルは関係ないので、好みのジャンルでテンポを意識して選曲してみましょう。

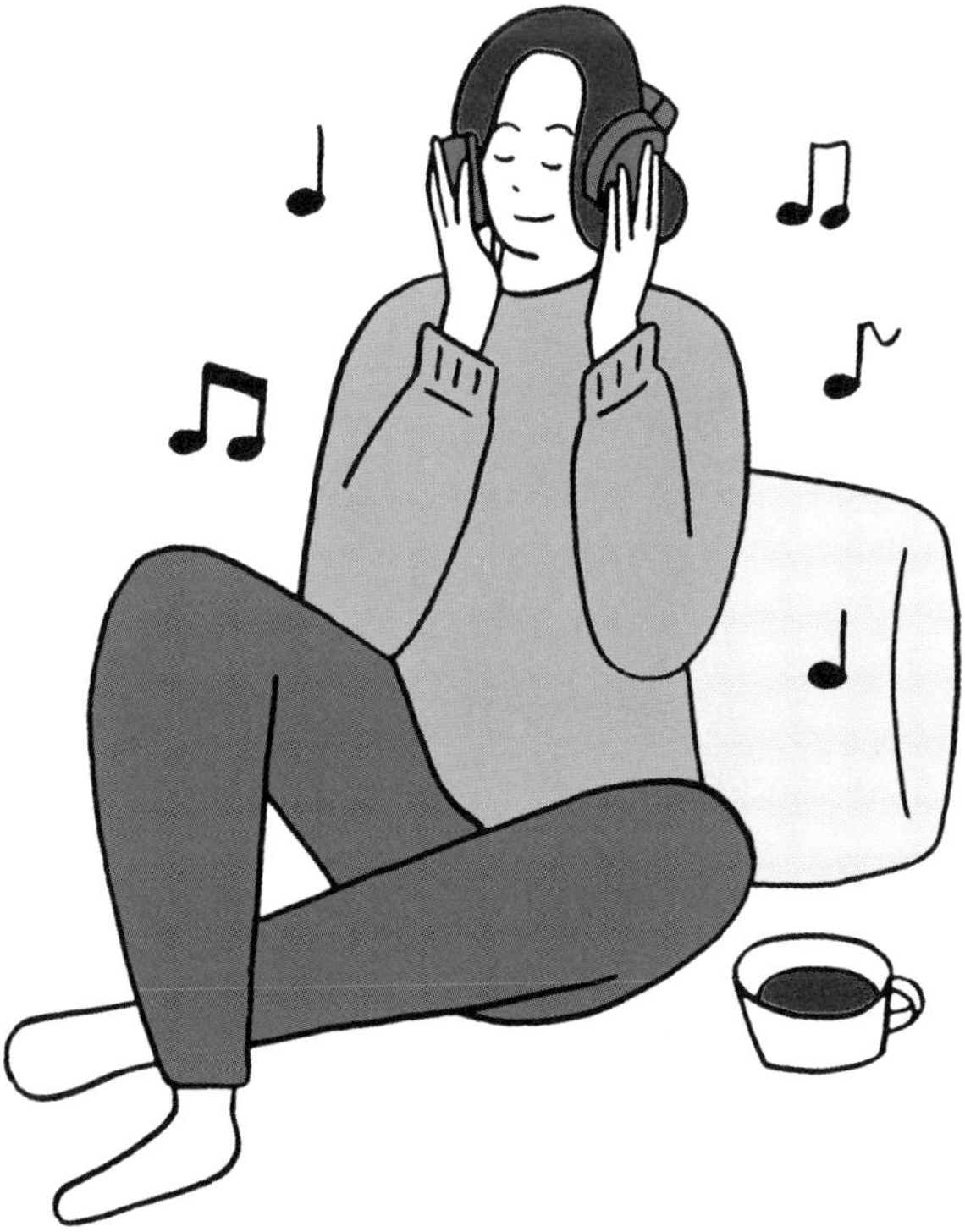

「五感を楽しむ（聴覚）」のやり方

- ゆったりリラックスしたいときは、スローテンポの曲を聴きましょう。
- ストレスを発散したいときは、アップテンポの曲を聴きましょう。
- カラオケなどで実際に歌うと腹式呼吸になるため、オキシトシンとセロトニンの分泌も促されて、ストレスが緩和され幸福感が高まります。
- 癒しを目的とした環境音楽もリラックス効果が高いです。

【Part2】

自分のからだを癒すワーク

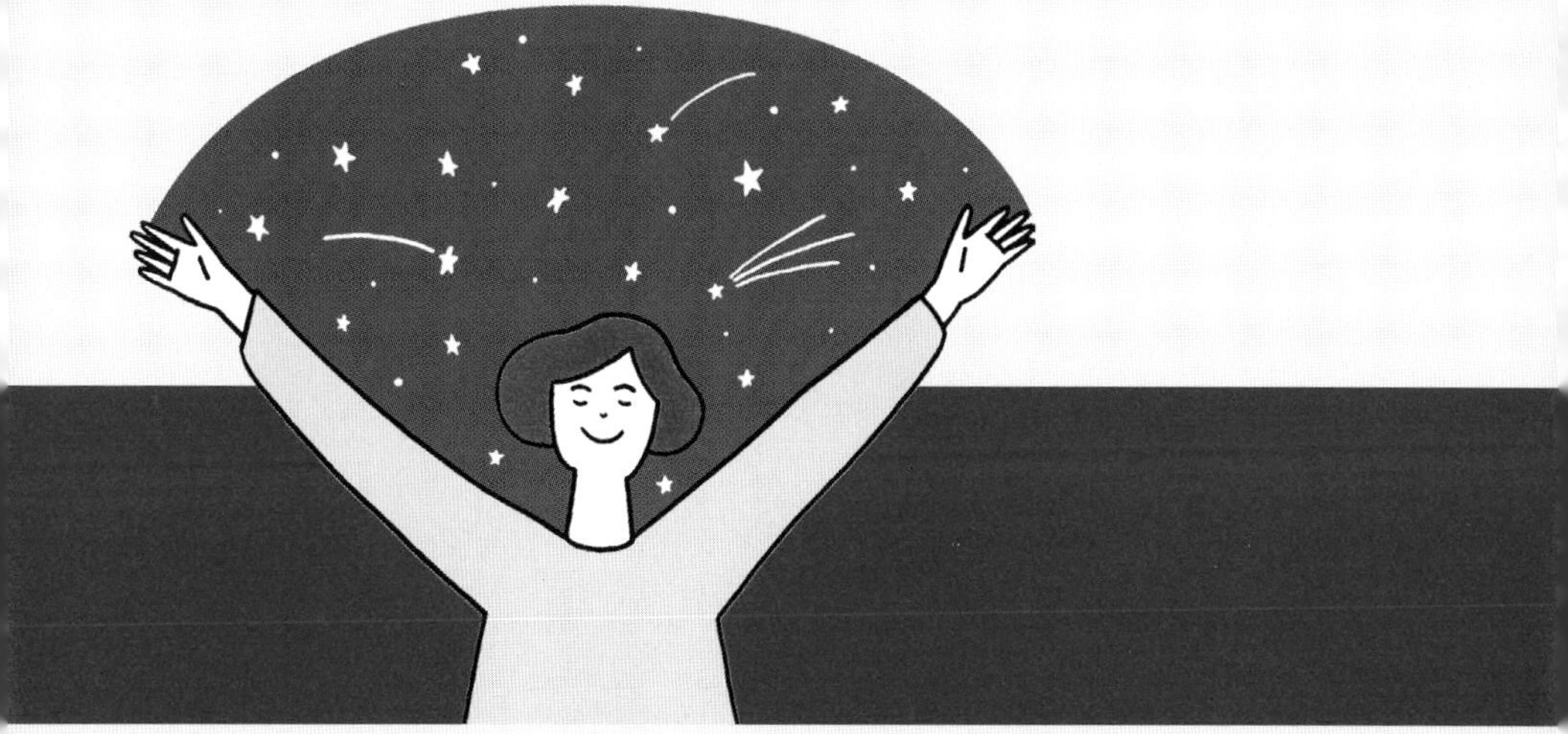

ゆっくりとしたシンプルな動きで
「からだ」を癒す、
五感や身体感覚に働きかける
ワークをご案内します。
デスクワークの合間に1つか2つ、
お好きなワークをするだけでよいです。
自分の「からだ」と対話するように、
楽な姿勢・呼吸・動き・
広がり・柔軟性・心地よさ等に
意識を向けることで、自分自身を
大切にする気持ちが育まれます。
そして、自律神経系が整い
ストレスが軽減され、
安心感と免疫力も高まるでしょう。

Self-care Work

ストレス 不安 脳疲労

グラウンディング①

足の裏が地面に触れる感覚を味わう

グラウンディングはグラウンド(Ground)、すなわち地面や大地とつながること。**大地の上に、しっかりと頑張って立つイメージがあるかもしれませんが、地面(大地)はいつも私たちを支えてくれている**ので、ただ、自分自身の重みを大地に預ければよいだけです。

まずは、地面に触れている足の裏の感覚に意識を向けていきましょう。私たちのからだの中で、一番よく触れている箇所は実は「足の裏」なのです。「足の裏」はいつも私たちの身体を支えているので、そのことに意識を向けるだけで、大地もまた、いつも私たちを支えてくれていることに気づくでしょう。膝や股関節の緊張を手放しても大丈夫。少しゆらゆらしても、大地はちゃんとそこにあるので、ゆだねて安心してみましょう。吐く息とともに上半身の力も抜きます。私たちは日頃、頭のほうばかりに集中して、脚や足の裏のことを忘れてしまいがちです。上半身を軽くして、足の裏の感覚を通して、大地とともに「今・ここ」にあることを味わいましょう。

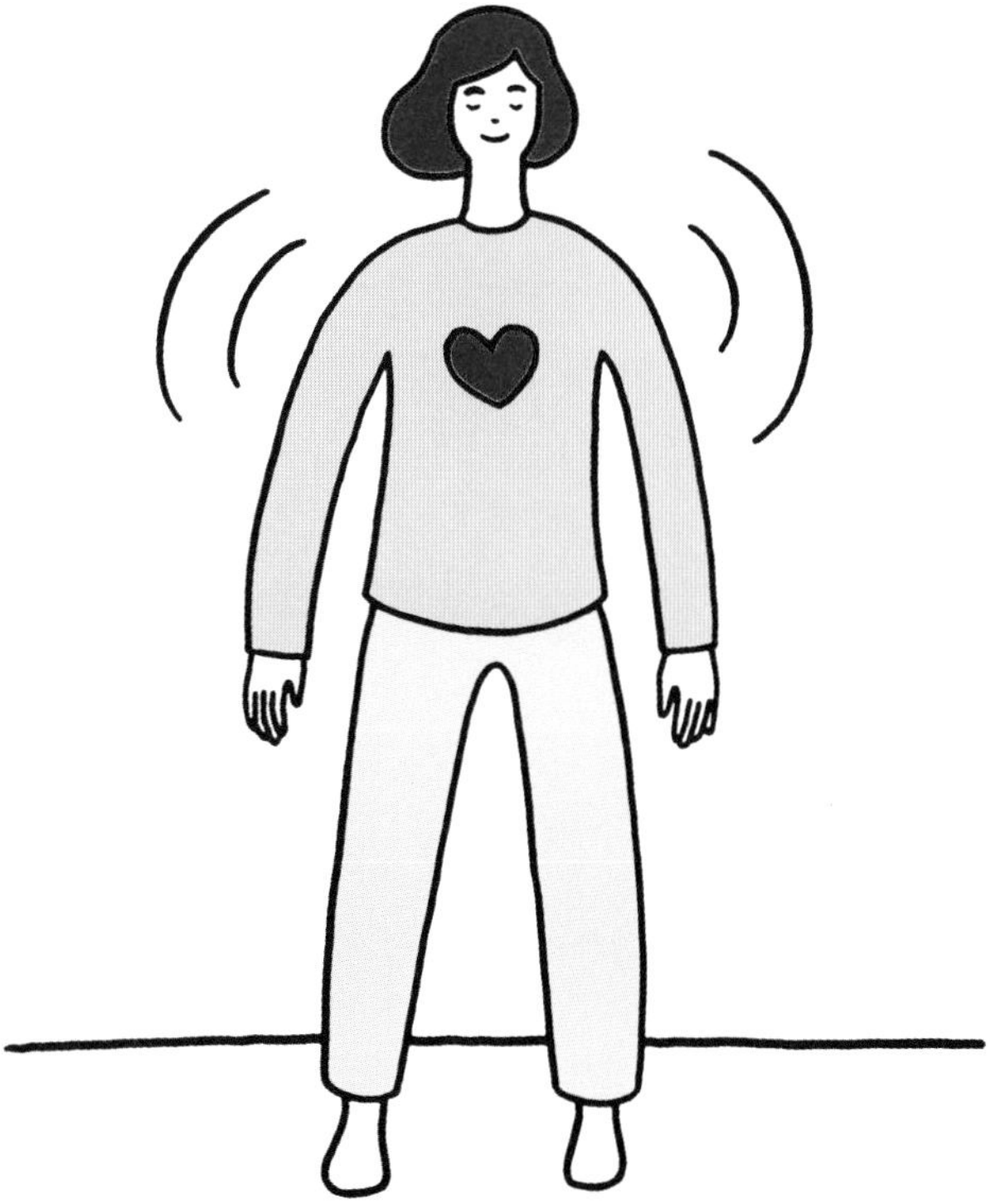

「グラウンディング①」のやり方

①肩幅に足を開いて立ち、足の裏が床に触れる感覚を感じます。

②足元を見ようとせずに、目はなるべく閉じたまま、背筋は軽く伸ばし、頭も高い位置で。

③足首・膝・股関節の緊張をゆるめます（軽く、からだが揺れても大丈夫です）。

④深呼吸を３～４回、吐く息とともに上半身の力を抜きます。

※足の裏全体が地面に密着し、つま先やかかとなどの感触を味わいながら、からだ全体の重みが、足の裏で支えられているのを味わいます。（約２分）

Self-care Work

ストレス　不安　不眠

呼吸のワーク

こころが疲れたら、吐く息を大切に呼吸に気づきを向ける

ゆっくりとした呼吸は、私たちの自律神経系を整えます。特に、**息をゆっくりと長く吐くことで、副交感神経優位となり、リラクセーションへと導いてくれます。**心拍や血圧が安定し、血流も促進し、こころも穏やかになっていくでしょう。吐く息とともに、からだの緊張を手放しましょう。顎をゆるめ、口からふぅ〜と息を吐いてみましょう。吐ききると自然と息が入ります。そしてまたゆっくりと吐いていきます。

何か用事をしているときや寝ているときも私たちは、無意識のうちに呼吸をしています。また、呼吸は私たちのからだの外側と内側をつなげていきます。呼吸は、意識と無意識、外側と内側をつなげる懸け橋であるとともに、私たちを「今・ここ」につなぎとめる、「存在」の源泉でもあるのです。

疲れたり、頭の中が悩みでいっぱいになったら、ふぅ〜と息を吐いてしばらく呼吸に意識を向けてみましょう。呼吸はあなたがあなたであることを思い出させてくれます。

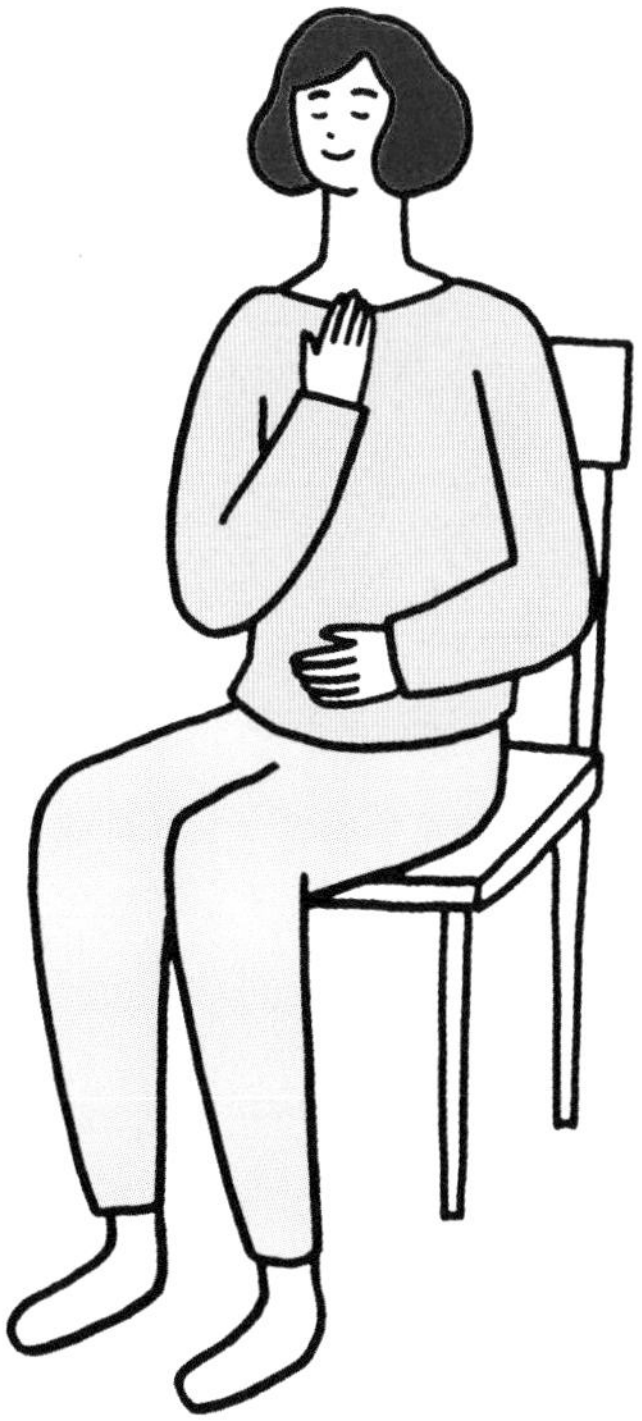

「呼吸のワーク」のやり方

①軽く顎をゆるめ、目を閉じて内側を感じます。

②呼吸に意識を向けながら、息を長くゆっくりと吐いていきます。吐ききったら、自然と息を吸います。1呼吸で7～10秒くらいのペースで、吐く息をゆっくりと長めに。（約2分）

③鼻腔に空気が触れて、息が肺へと広がるのを味わいながら、途中で片手を胸の上に、もう片方の手をお腹の上に軽く置きます。

④手の感触を通じて、息を吸うと胸やお腹がふくらみ、吐くと胸やお腹が小さくなるのをしばらく感じましょう。（約1分）

Self-care Work

ストレス　不安　不眠

ハート呼吸法

ゆっくりとした呼吸は脳波にも作用する

自分の胸（ハート）にやわらかな手のぬくもりを届け、呼吸や心臓の「ゆらぎ」を感じることで安らぎをもたらすワークを紹介します。これは、15年以上ストレスの研究をしている米国ハートマス研究所が開発し、推奨しているメンタルトレーニング法の1つです。

木漏れ日やろうそくの炎のような自然界の不規則なゆらぎは、f分の1ゆらぎと呼ばれ、眺めているとこころが落ち着くことが科学的に証明されています。私たちのからだの内側にもさまざまな「ゆらぎ」があります。

ゆっくりとした呼吸は、心臓の鼓動のリズム（心拍）を徐々に整え、相乗的に脳波にも影響してリラクセーション作用を導くことがわかっています。胸に置いた手のひらを感じながら、呼吸や心拍の「ゆらぎ」が徐々に交響曲のように調和していくことや、あなたが平安を感じる場所等を思い描いてみてください。あなた自身が自然の一部であることを思い出し、胸に置いた手のぬくもりと呼吸の「ゆらぎ」をしばらく味わいましょう。

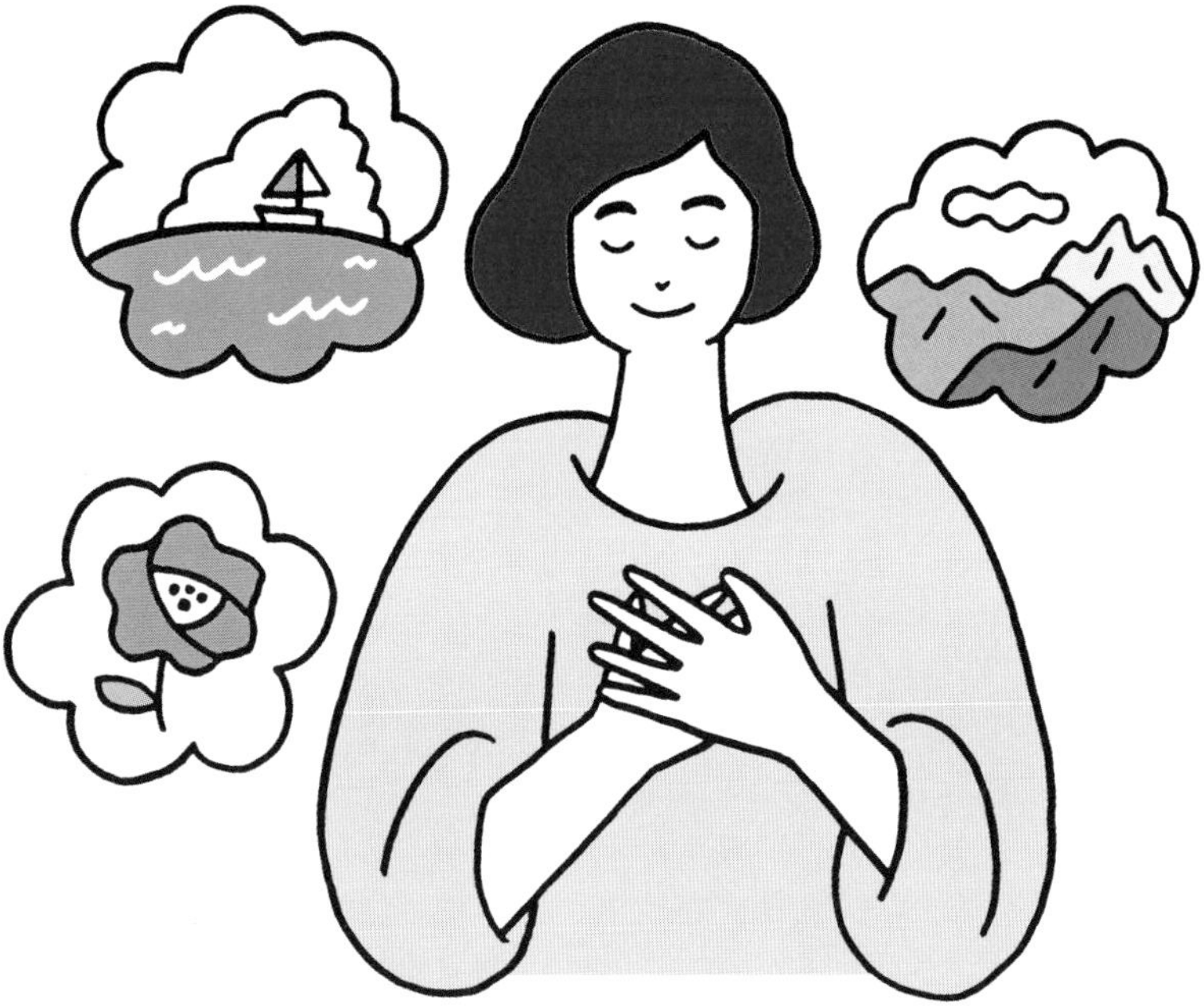

「ハート呼吸法」のやり方

①自分の手で、もう片方の手のひらや指の関節の周辺を、手と対話するように丁寧にもみほぐし、手指の感覚を高めます。

②やわらかくなった手のひらを、胸の中心に当ててしばらく感じます。

③胸に伝わる呼吸のゆらぎをしばらく感じたら、次に、心臓の鼓動のリズムが手に伝わるのをイメージします。

④海辺や草原の中、安らぎをもたらす風景を思い描いてみてください。

⑤からだの中の、さまざまなゆらぎが、調和していくイメージとともに、手のひらでしばらく胸（呼吸・心臓）を感じます。（約3分）

Self-care Work

ストレス　不安　自分を慈しむ

セルフハグ

自分で自分をハグすると安心感が得られる

私たちのからだは、確かにここに存在しているのですが、忙しい日常生活でついつい意識が外側に向かい、自分自身のからだから離れていってしまいがちです。特にパソコンやテレワーク等を通じて外の世界とつながる現代社会では、その傾向はますます顕著です。

そんなときにおすすめなのが「セルフハグ」。自分のからだを自分自身の両手でぎゅっと抱きしめて、からだの内側へと意識を向けていきましょう。**自分のからだを自分でハグすると、安心感とリラクセーションが育まれます。そして、自分自身を大切にすること、「私が私であること」を思い出させてくれます。**

また、自分のからだと対話しながらからだの求める圧を届けてみましょう。あなたは、どんなふうに肩を抱きしめてもらいたいですか？　優しく撫でたり、ぎゅっと力を入れてみたり。大きな呼吸を通じて、肩に伝わる呼吸の「ゆらぎ」を両手で感じてみましょう。全身の呼吸を感じることで、安心感が深まり、興奮した神経系も穏やかになるでしょう。

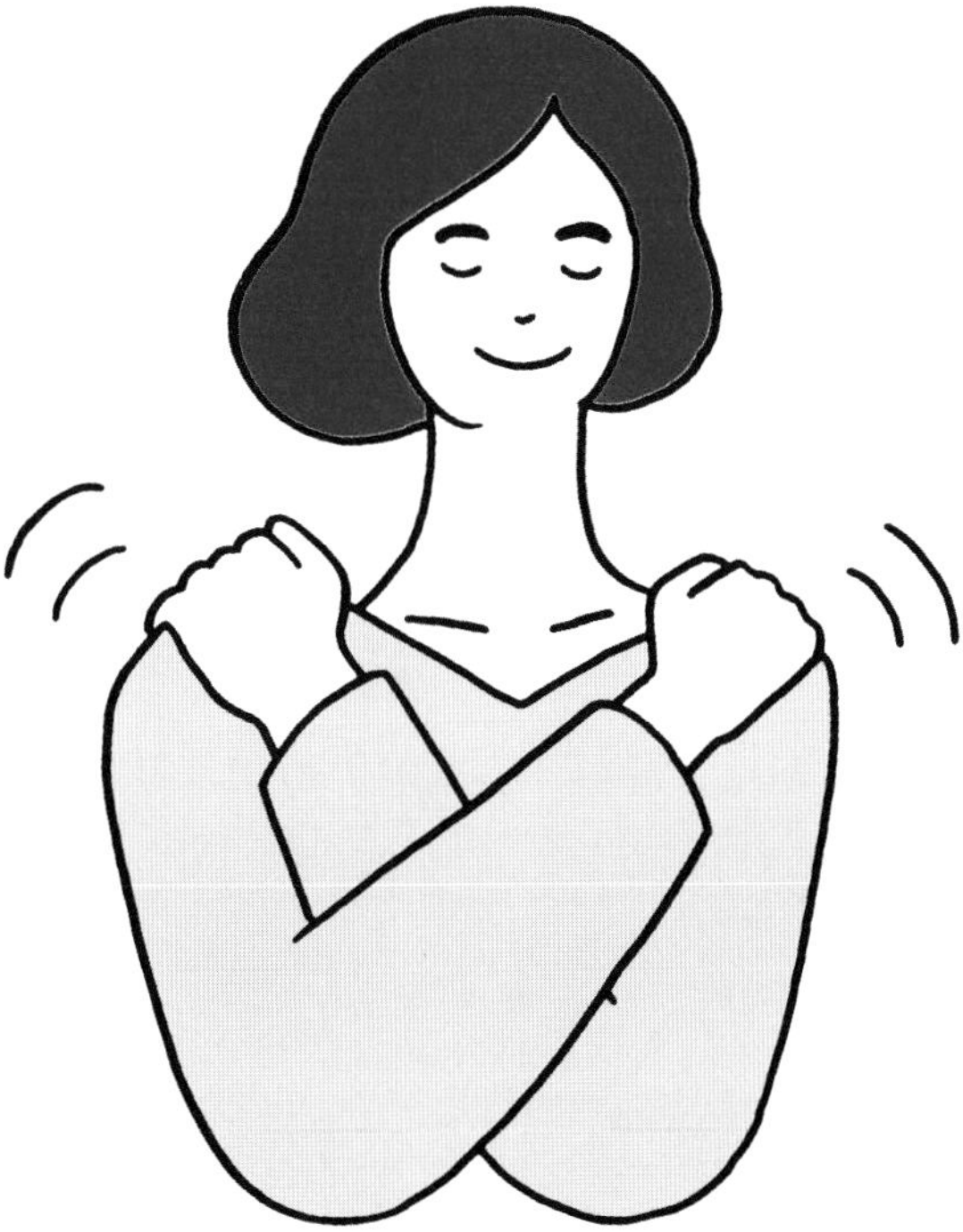

「セルフハグ」のやり方

①目を閉じて、リラックスして、両手を胸の真ん中に当てます。

②しばらく、呼吸を感じています。

③次に、左手を右の肩に、右手を左の肩に、両手をクロスさせて、自分の両手と両腕で、自分自身を抱きしめます。

④数回、深呼吸をして、両肩が呼吸とともにゆらぐのを感じてみましょう。

⑤両手の温かさで、自分自身を温めるように、しっかりと自分を抱きしめましょう。（約２分）

Self-care Work

ストレス　眼精疲労　姿勢改善

見るワーク

見えるがままに見ることで不調を改善

目と意識は深くつながっています。現代社会では、パソコンやスマホの画面等、さまざまな日常動作の中で一生懸命に対象物を「見よう」としてしまい、ついつい前かがみの姿勢となりがちです。その結果、呼吸が浅くなり肩こりや眼精疲労などの原因に。あまりに過剰だとストレスの原因にもなりがちです。

そこで、「見えるがままに、見る」ことを試してみましょう。コツは、まず頭の後ろ側を意識すること。実際、脳の中で目に見えている映像が映し出される箇所は、後頭葉にある視覚野です。軽くそこに意識を向けて、自分の周辺をぼーっと眺めてみます。まるでビデオカメラが周囲の風景を撮影するかのように。ここは散らかっているなぁ、とジャッジすることもなく、ただ、見えるがままを受け取ります。ゆっくりとした呼吸とともに、遠くも眺めてみましょう。こうすることで、姿勢が改善され、呼吸も深まり、頭部や肩周辺の緊張や、眼精疲労が軽減されます。視野が広がることで、意識も広がっていくでしょう。

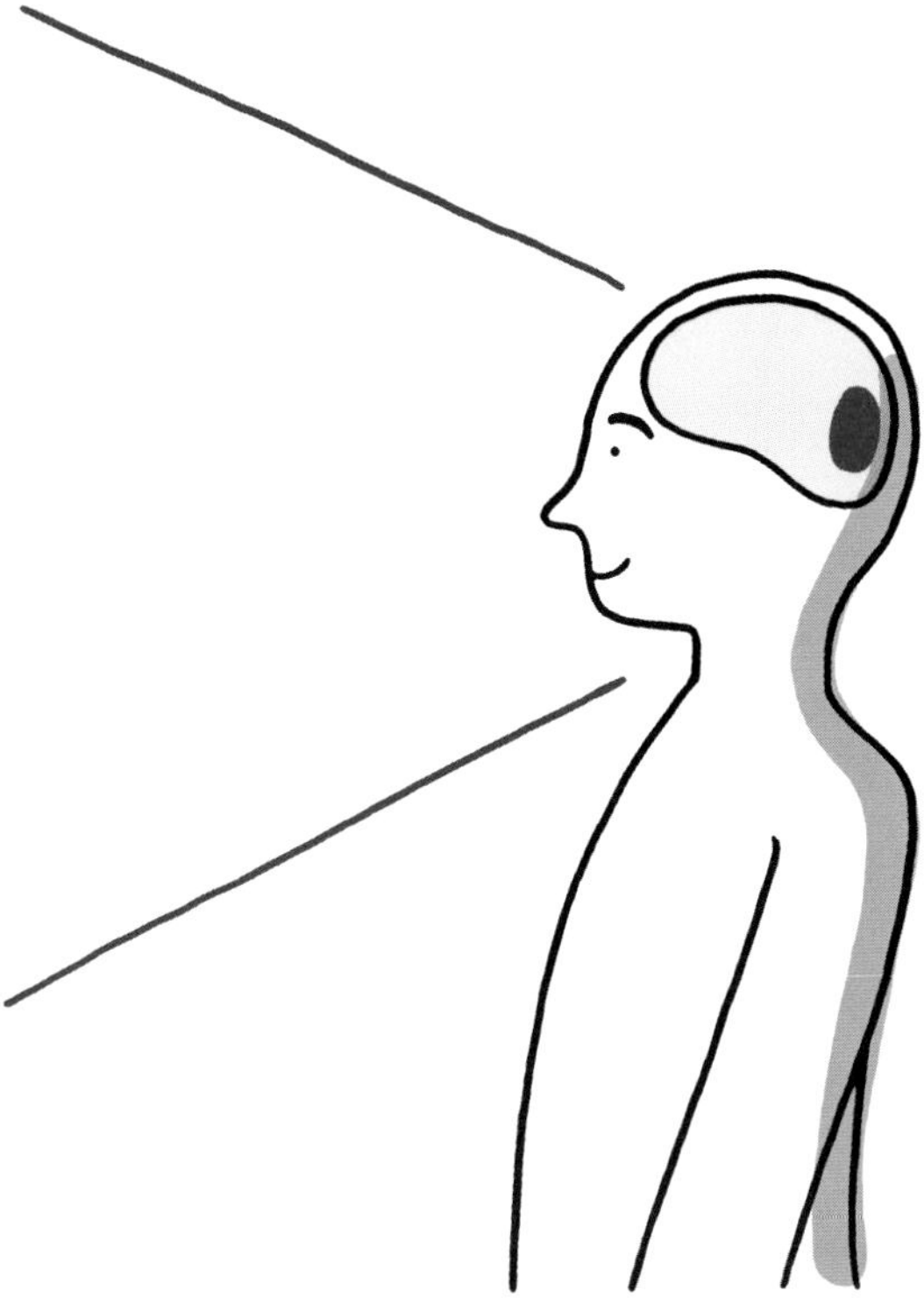

「見るワーク」のやり方

①1つめの「見る」は、眉間のあたりに意識を向けて、周囲のものを一生懸命「見よう」として見てみましょう。これは時計、これはペン……というふうに、一つ一つを確認しながら。（約1分）

②2つめの「見る」は、後頭部に意識を向けて、見えるがままに見ていきます。周囲の風景が、飛び込んでくるかのように。（約1分）

③2つの「見る」を比べてみましょう。見え方やあなたの呼吸や姿勢にどのような違いがあるのかを振り返ってみましょう。

④最後に、②の「見る」をもう一度行ってみましょう。

Self-care Work

血行不良 不眠 イライラ

脚（足）のセルフマッサージ

第二の心臓といわれるふくらはぎをもむと血液の循環を高める

脚（足）は私たちのからだの土台であると同時に、からだの体液の循環にとっても重要な働きがあります。**自分で自分の脚（足）をマッサージすることは、脚や足裏の感覚を目覚めさせ、血液やリンパの循環を促します。**

心臓は休むことなく働き続け、血液は動脈によって、酸素と栄養素を各臓器やからだのすみずみまで届けます。そして、末端から心臓に向けて、二酸化炭素を含む血液を送り返すのが静脈の働きです。静脈と同じような流れで、からだの不要な老廃物や細菌、ウイルスを回収しながら巡る体液の流れがリンパ管。どちらも重力に逆らって、下から上へと戻るのですから大変です。それを助けるために、脚を動かすことは大切で、特に、ふくらはぎは第二の心臓といわれ、ふくらはぎをマッサージすることは、全身の血液や体液の循環を促します。また、足の裏は内臓器官や脳・神経ともつながる全身の鏡です（ただし、静脈瘤や静脈血栓の疑いのある方は、強い圧での脚のマッサージは避けます）。

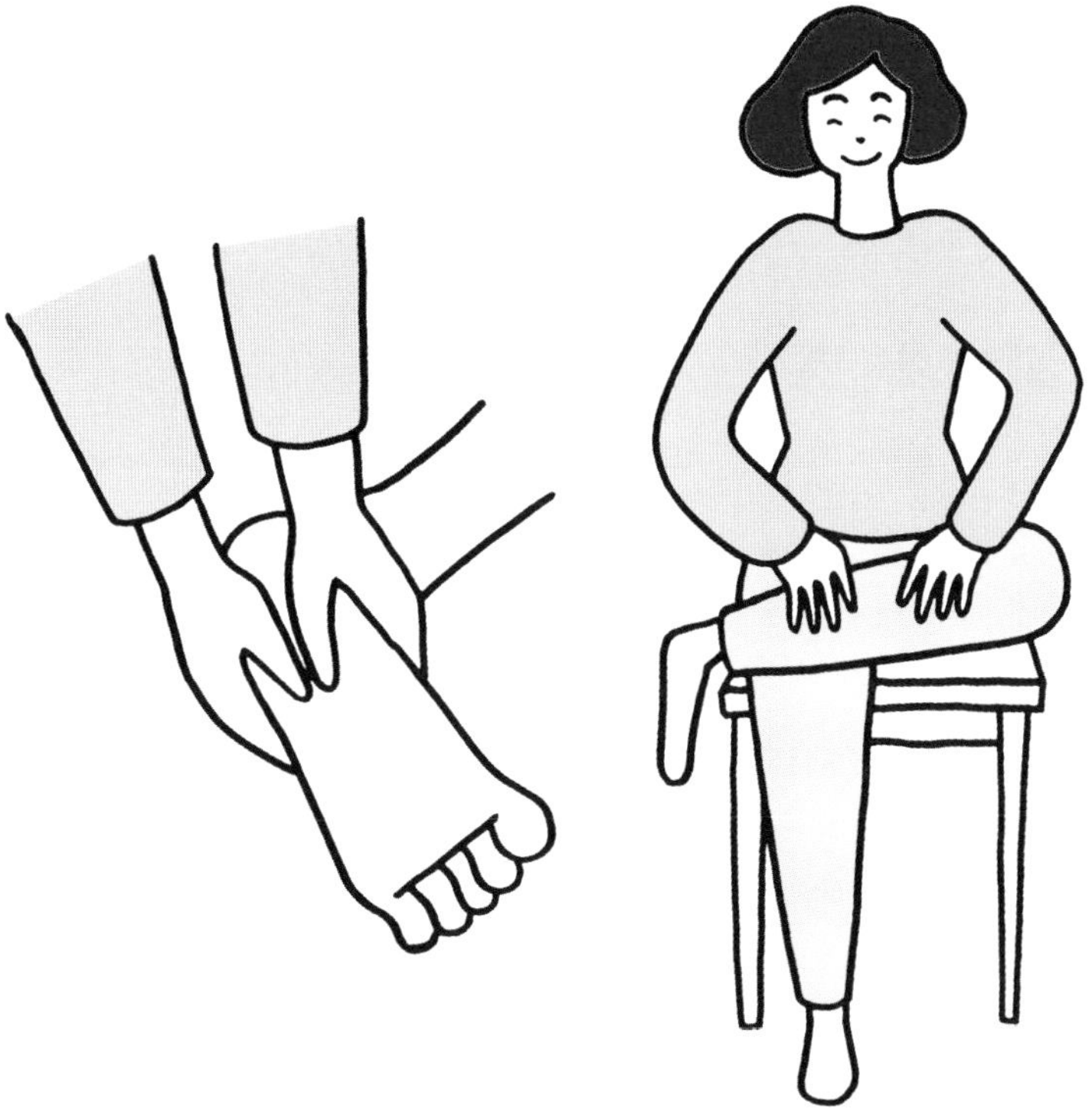

「脚（足）のセルフマッサージ」のやり方

①楽な姿勢で椅子に座り、片方の脚を、もう片方の脚の膝の上あたりに置きます。

②両手で膝の上に置いた脚全体を、下から上へとさすります。

③両手でふくらはぎを、パンをこねるようにもみほぐします。

④親指を軽く立てて、足の裏のさまざまな箇所をもみほぐします。

⑤足首をゆっくりと、可動域を味わうようにまわします。（約３分）

⑥もう片方の脚も同様。呼吸は止めずに、前かがみにならないように肩を下げ、腕の力は入れず、からだの重みを手に伝えます。

Self-care Work

血行不良　不眠　不定愁訴

腰をまわすワーク

骨盤の回転は女性性と生命力をアップさせる

骨盤は、人間のからだの中でもっとも「要」となる中心部です。重要臓器は骨盤によって支えられ、特に女性の場合は子宮や卵巣もあり、骨盤周辺の循環の滞りは、胃腸や婦人科系疾患やさまざまな不定愁訴につながります。**骨盤の中央部は東洋医学では「丹田《たんでん》」と呼ばれ生命力の源。骨盤周辺の動きを活性化すると、血流とともに全身の気の巡りも高まります。**

椅子に座っている姿勢で、上半身を支えるのも骨盤です。特に「座骨」は、骨盤の一番下、文字通り座面と接する骨で、この座骨をよく味わうことで、意識が骨盤周辺に向かいます。上半身の重みを座面にゆだね、呼吸のリズムでゆっくりと、座骨を起点に骨盤を大きく回転させていきましょう。吐く息とともに、上半身の軽さを感じてみます。骨盤の動きが、背骨・肩・頭、膝や足首にも伝わるのを味わうことで、からだ全体のつながりや連動性が生まれ、全身の血流を促し、緊張がゆるみ、姿勢の改善にもつながるでしょう。

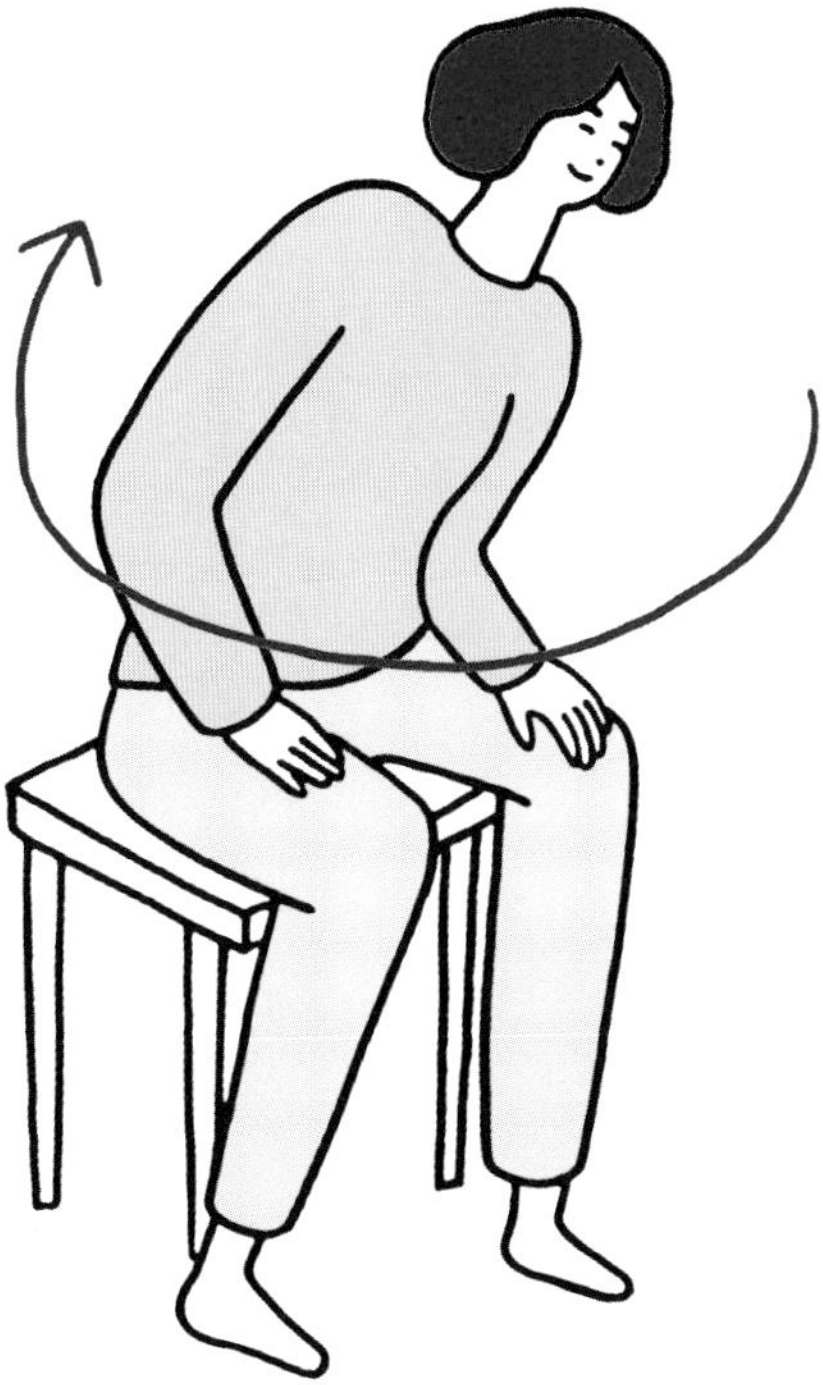

「腰をまわすワーク」のやり方

①股関節や膝の緊張をゆるめるように、楽な姿勢で座ります。

②座面に接触している、左右の座骨（骨盤の最下部、椅子に座って、お尻の下に手を入れると触れる骨）を感じてみます。

③左右の座骨によって、上半身の重みがしっかりと支えられているのを感じながら、息を吐きながら上半身の力を手放します。

④座骨を起点に、骨盤を、左から前、右、後ろ……と、360度、ゆっくりとした呼吸のリズムに合わせて、回転させていきます。

⑤7〜8回回転したら、逆の方向にも回転しましょう。

Self-care Work

ストレス
肩こり
姿勢改善

肩の緊張をゆるめる

緊張と弛緩を上手に使って、肩こりを解消する

からだの緊張をゆるめたいけど、どうやって力を抜いたらいいのかがわからない、という方はとても多いです。一番わかりやすい方法は、まず緊張してから力を手放すこと。**人間の自律神経系は、息を吸うときに交感神経が、息を吐くときに副交感神経が促されます。息を吸いながら筋肉を緊張させた後、息を吐くとともに弛緩させるのが効果的です。**ここでは、肩を上げたり、下ろしたりするワークを通じて、緊張と弛緩、息を吸うこと、吐くことを体験してみましょう。注目する筋肉は、頸椎の上部と、肩甲骨の内側上部とをつなげる肩甲挙筋という筋肉です。この筋肉は、肩を上げるときに収縮し、下げるときにゆるみます。緊張すると、ついつい肩が上がり首をすくめてしまいがち。パソコンを打つ姿勢でもそうなりやすいです。肩甲挙筋が慢性的に縮んでいると、首や肩周辺の血流が悪くなり、肩こりの大きな原因となります。このワークを日常的に取り入れると「いかり肩」の姿勢も改善されます。

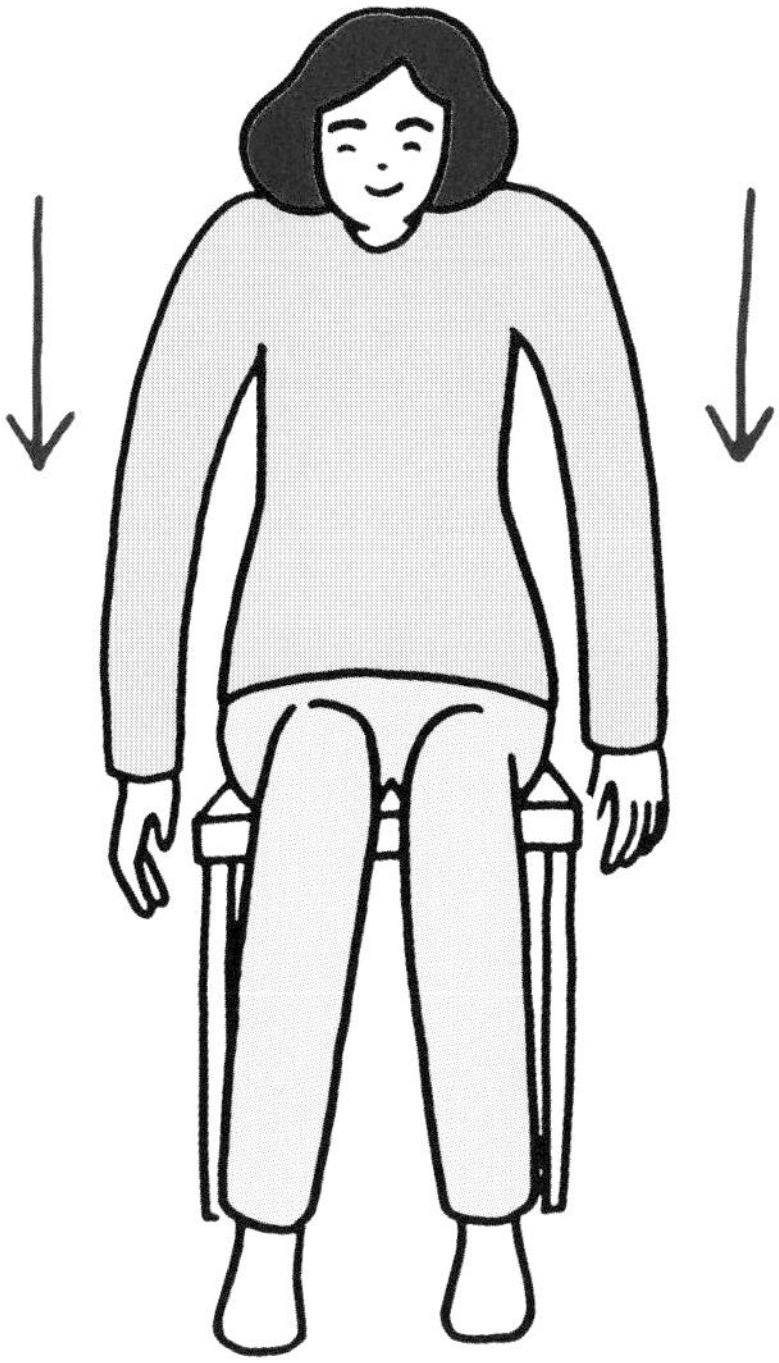

「肩の緊張をゆるめる」のやり方

①楽な姿勢で軽く椅子に座り、背骨を立てます。

②両肩を耳たぶの方向に上げて、数秒後にすとんと落とします。

③次に、息を吸いながら、同じ（耳たぶの）方角に両肩を上げて少し息を止めます。数秒後に息を吐きながら、肩をすとんと落とします。

④最後に、息を吸いながら、ぐっと腕や肩、こぶし等に力を入れて緊張させ、肩を耳たぶの方向に上げて息を止めます。数秒後に、顎をゆるめ、口から息を吐きながら、力をゆるめてストンと落とします。しばらく、脱力した腕の感覚を膝の上で味わいましょう。

Self-care Work

肩こり 腕の疲れ 不安

肩をまわすワーク

鎖骨に触れて腕を動かすと、こころも自由に羽ばたく

こころが緊張すると腕も緊張し、そして腕が疲れるとこころも疲れやすくなります。なぜなら、腕は、骨格的にも筋膜的にも、胸の中心とひとつながりだから。胸から指先まで、腕全体の連動性をからだに思い出させることで肩こりを改善し、胸郭や気管を広げ、こころの疲れも軽減しましょう。ここでは、腕と胸、呼吸とのつながりを感じながら、肩や腕の緊張をゆるめるワークを紹介します。

まず、右側の鎖骨（胸の前面、上側の骨）を、左の手のひらで包むように軽く触れたまま右の肩・腕を大きくまわしていきましょう。**肩関節周辺のさまざまな筋肉は、鎖骨と肩甲骨と一体化した腕の動きにより、連動しはじめるため、肩まわりの血流も改善します。**

胸とつながった腕全体を、さまざまな角度で自由自在に動かしながら、呼吸とともに胸の広がりも味わってみましょう。腕が鳥の翼のように自由に羽ばたくと、こころものびやかになり、胸と呼吸とつながった動作で腕を使うと、疲れにくくもなるのです。

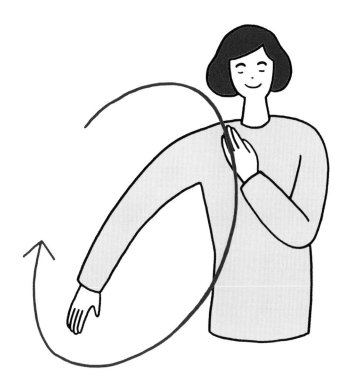

「肩をまわすワーク」のやり方

①左手を右の鎖骨全体に触れるよう、軽く置きます。

②そのまま、右側の腕をゆっくりとまわします。そのとき、左手のひらに鎖骨と腕の動きを感じます。

③鎖骨とともに、背中側の肩甲骨も一緒に動いているのを感じ、胸の中心から、鎖骨・肩甲骨・腕のつながりを味わいましょう。

④さらに、腕や胸が広がるように、ゆっくりと呼吸とともに大きくまわしていきます。もう片方の腕も同じように。各腕 10 回ほど。

Self-care Work

首のこり　不眠　ストレス

うなずきと前屈のワーク

頭の重みを手放すワークで、首の緊張をリセット

頭の重さは5〜6kg。二足歩行をする人類は、目が醒めているかぎり四六時中、首の周辺の筋肉を緊張させたまま頭を支え続けています。パソコンの画面やスマホを見たり、時には重力と逆らうような角度で、この重たい頭が落ちないように頑張っているのです。やっかいなことに一生懸命になればなるほど、特に首のつけ根の後ろ側の筋肉は無意識に緊張を高めていきます。そりゃ、首がこるのも当たり前ですね。

首の緊張は、肩こりや眼精疲労・脳疲労・不眠、声帯や呼吸、そして、全身の緊張に大きな影響を及ぼします。首の後ろ側の筋肉の緊張を一度リセットしてみましょう。最初は、小さな動きから。背骨は軽く伸ばしたまま、うっかり居眠りしたかのように頭だけを前に落とし、顎をゆるめ、息をゆっくりと吐きながらうなずきます。上半身全体の前屈もおすすめです。頭の重さで背骨全体がストレッチされるように、戻るときはゆっくりと。頭を支えるポジションを探しましょう。

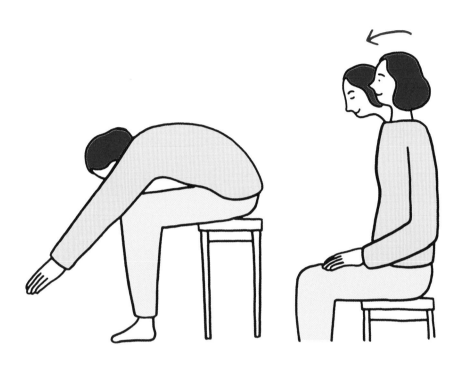

「うなずきと前屈のワーク」のやり方

①楽な姿勢で椅子に座り、足の裏と座骨を感じます。

②顎を軽くゆるめ、吐く息とともに、うなずくように頭を前に倒し、首の後ろ側が軽くストレッチされるのを感じます。（2～3回）

③次に、頭の重みとともに、胸や腰も一緒に前屈します。上半身の力を抜きながら、背骨がストレッチされるのを味わいます。腕も、だら～っと下に下ろして。足の裏で全身を支え、数回深呼吸。

④起き上がるときはゆっくりと。頭を一番最後にして、首の力が最小限で頭の位置が落ち着くポジションを探してみましょう。

Self-care Work

ストレス　イライラ　不眠

顎関節をゆるめる

顎や耳に手を当てて顔の疲れを解放

見る・聞く・嗅ぐ・話す・食べる。顔には外部からの情報を受け取り発信する、さまざまなコミュニケーション器官が集まります。神経系も多数集まっているので、顔の緊張は自律神経系の乱れを直撃します。

また「笑顔」は周囲の人に対して「私はあなたの敵ではない」ことを伝える大切な方法ですが、安全を感じられないときはついつい作り笑いを浮かべてしまい、顔はさらに緊張することに。自分の本当の笑顔がわからなくなるのは、こころにとっても切ないことです。

顔の緊張の最大の要は「顎」です。頑張りすぎると無意識に奥歯を嚙みしめ、顎周辺の筋肉が慢性的にこり固まります。そこで、両手でふわっと顎を包むように触れるワークを試してみましょう。顎をあなたの両手のひらで支えるように「これ以上頑張らなくていいよ」と伝えてあげてください。腕の緊張も手放して、手のひらのぬくもりを顎に伝えましょう。また、両耳をマッサージしたり、軽く左右に広げてみるのもおすすめです。

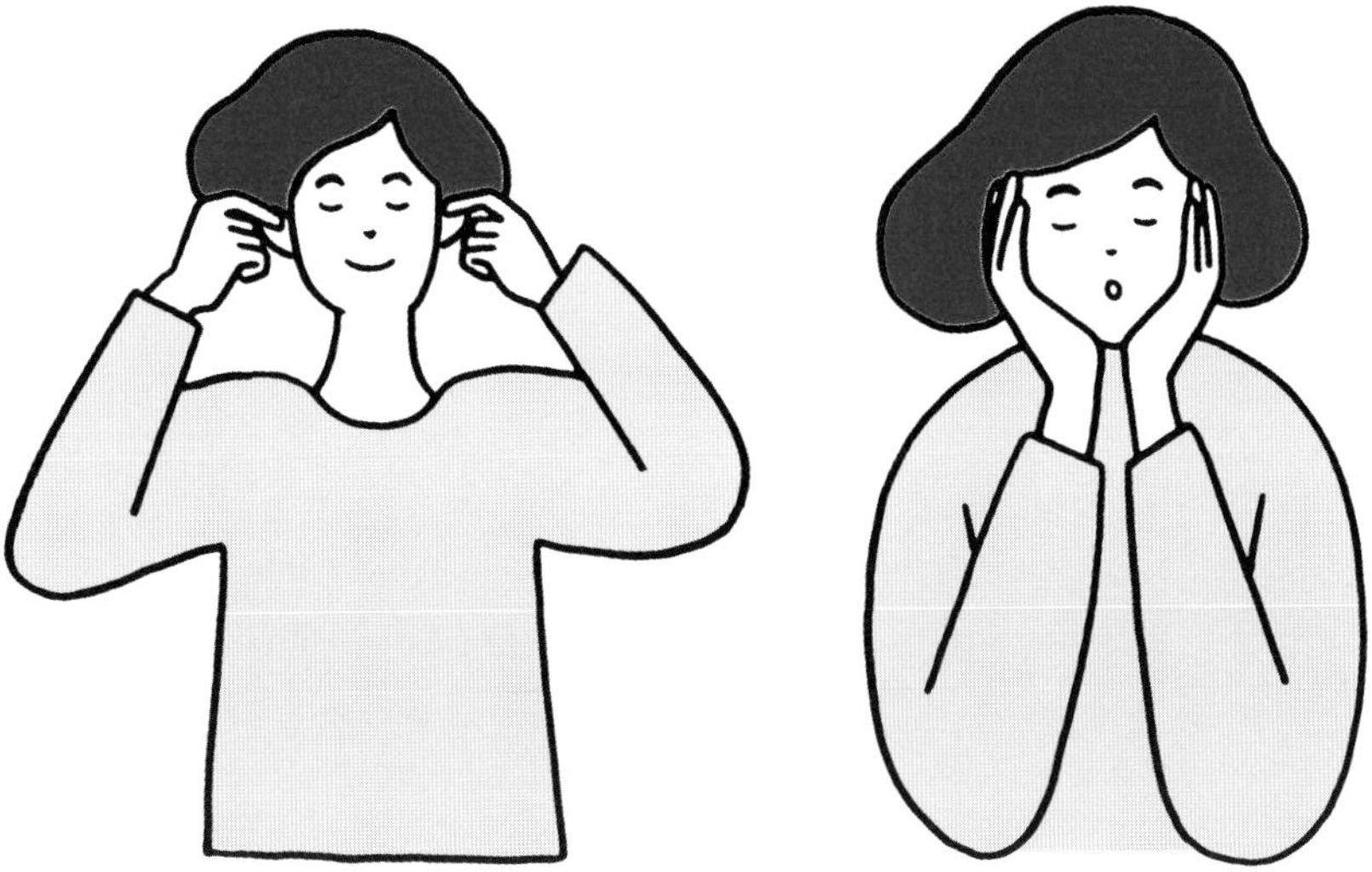

「顎関節をゆるめる」のやり方

①楽な姿勢で座り、足の裏・座骨を感じ、深く呼吸します。

②両手の指先で、左右の耳の前のあたりの顎関節に軽く触れ、顎を動かすと顎関節が動くのを感じます。

③そのまま、両手の手首を軽く近づけて、手のひら全体で、顎を下から支えるように、軽い圧でふわっと顎全体を包み込みます。

④目を軽く閉じて、奥歯に隙間ができるように、口から息を吐きながら、顎の力を抜き、ぼ〜っとした顔になってみましょう。（約1分）

⑤次に、耳全体をマッサージ。両耳を左右に軽く広げます。（30秒）

Self-care Work

ストレス　不安　姿勢改善

グラウンディング②

地球の中心とつながり、からだのセンターを感じる

生きとし生きるすべての生命のからだの重みは、「重力」の法則とともに地球の中心（コア）とつながります。**グラウンディングは、吐く息とともにからだの重みを重力にゆだねることで、地球とのつながりを深めます。**地面は、大地は、地球は私たちをいつも支えてくれていることを思い出しましょう。

このワークでは、地球の中心を感じながら、からだの内側の、3つの中心（センター）のイメージを深めます。1つめは、骨盤の中心部。女性なら子宮のあたり、東洋医学では丹田と呼ばれるあたりがパワーの源。吐く息とともに、丹田が重力のままに地球の中心へと沈み込むのを感じます。2つめは胸の中心、呼吸とこころを司るセンターを感じます。3つめは頭頂。天に向かって頭が軽く引き上げられるように、首筋や背骨を軽く伸ばします。最後に頭頂の上に広がる天（空や太陽）を想像しながら、天と地と呼吸とつながるのを感じましょう。吐く息とともに、からだの重みを地球に預け、緊張を手放しましょう。

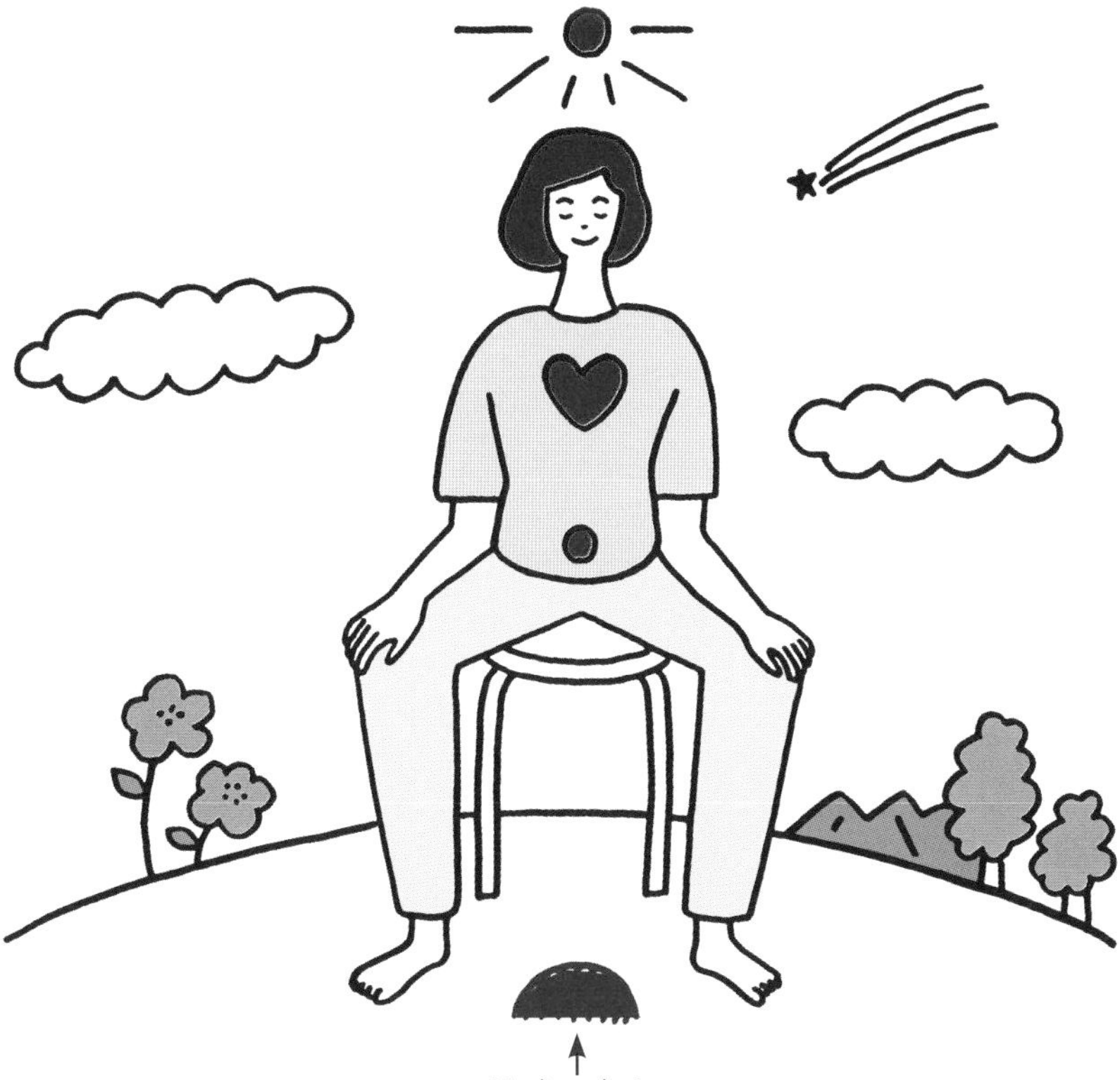

「グラウンディング②」のやり方

①楽な姿勢で椅子に座り、足の裏と座骨を感じながら、軽く背骨を立て、首は楽な姿勢で頭を高く持ち上げます。

②目は軽く閉じて、内側を感じます。吐く息を長くして。

③顎をゆるめ、吐く息とともに力を手放し、重力のままに、全身の重みが地球の中心に向けて、つながっていくのを感じます。

④呼吸とともに、重力に身を任せ、地球に支えられているのを感じます。

⑤骨盤の中心の「丹田」、胸の中心、頭頂を意識して、それらが地球のコア（中心・核）とつながっているのをイメージします。（約3分）

Self-care Work

ストレス　不安　不眠

地面に横たわる

背面を感じ大地から安心感を受け取る

あまりにも疲れていると寝ている間も力が抜けない。そんな悩みの声をよく聞きます。**人間の緊張とは無意識なものなので、いつのまにか顎や歯を食いしばり肩や腰を緊張させます。いつでもどこでも、私たちを休まず支えてくれているのは「大地」なのに、その恩恵に気づくこともできません。**

これは、上向きに横たわって床（大地）に接触している背面の感触を味わいながら、大地のサポートを100%信頼し、受け取るワークです。背面と地面の間の隙間を少なくするように、床に接触している関節のポジションを工夫します。そして、吐く息とともにからだの重みが床に沈み、接触する面積が広がり密着感が増すのを感じてみましょう。重力のままにゆだねながら大地との信頼関係を再確認していきます。顎をゆるめ、吐く息とともに、頭の重み・背中・肩から腕・腰・かかと等が床に沈み込むのを感じていきましょう。思いや感情も、吐く息とともに大地に手放して「今・ここ」を感じます。

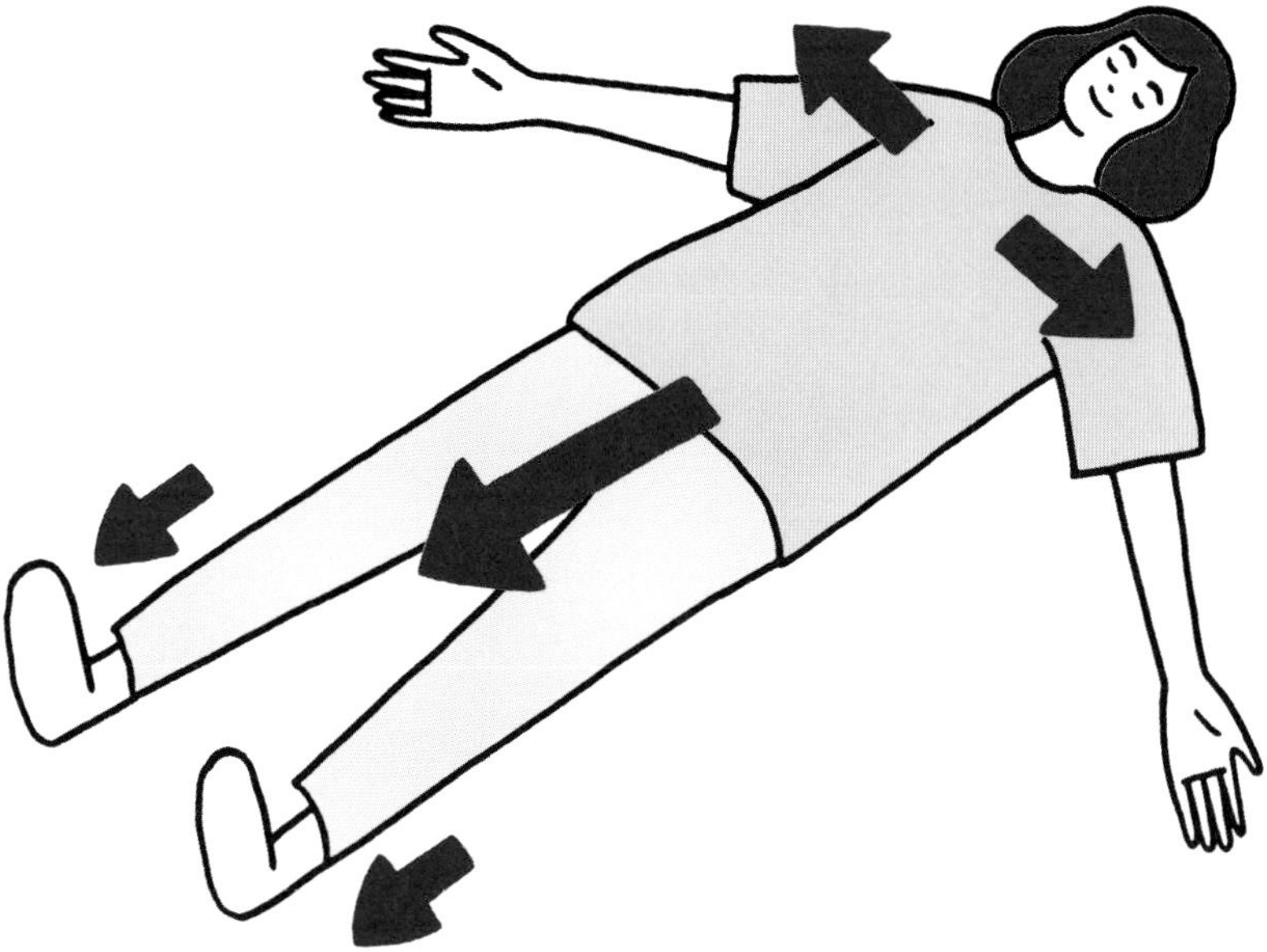

「地面に横たわる」のやり方

①上向きで地面に横たわり、顎をゆるめて、呼吸とともに背面が床に接触する感触を味わいます。

②左右の肩甲骨を片方ずつ、息を吸いながら肩を背骨から遠ざけるように上空側に上げ、息を吐きながら床に下ろします。

③息を吸いながら骨盤を10㎝ほど上げた後、息を吐きながら、骨盤をかかとの方向に引き伸ばすようにして下ろします。

④足のかかとを、片方ずつ腰から遠ざけるように伸ばします。

⑤深い呼吸の中、吐く息とともにからだの重みを重力のままに手放し、床と背面の密着感を味わいながら休息します。（約５分）

Self-care Work

ストレス　自分を慈しむ　血行不良

腹式呼吸

横隔膜と骨盤が連動する呼吸で、お腹全体をゆるめる

胸と腹部は「横隔膜」によって上下に分けられます。呼吸によって空気が肺を広げるとともに横隔膜は下がり腹部も広がります。これが「腹式呼吸」で、このとき、**横隔膜の上下する動きによって腹部全体がマッサージされるような動きをもたらします。血液が巡り内臓機能を向上させ、腹部に集中している神経系に働きかけて安らぎをもたらすのです。**特に息をゆっくり吐くと横隔膜の緊張はゆるみ、そのことは全身のゆるみにつながります。

また、横隔膜はからだの深部を支えるインナーマッスル（大腰筋）を通じて骨盤や脚部ともつながるため、呼吸によって起こる横隔膜の上下運動は、骨盤から背骨や脚部、そして全身へとつながっていきます。

このワークでは、息を吸うと横隔膜が下がって腹部がふくらみ、息を吐くと横隔膜は上がってお腹は縮みながら腹部がゆるむのを感じます。吐く息とともにお腹の緊張はゆるみ、背面側の腰はリラックスして床に沈み、そして、そのときの骨盤の動きも味わいます。

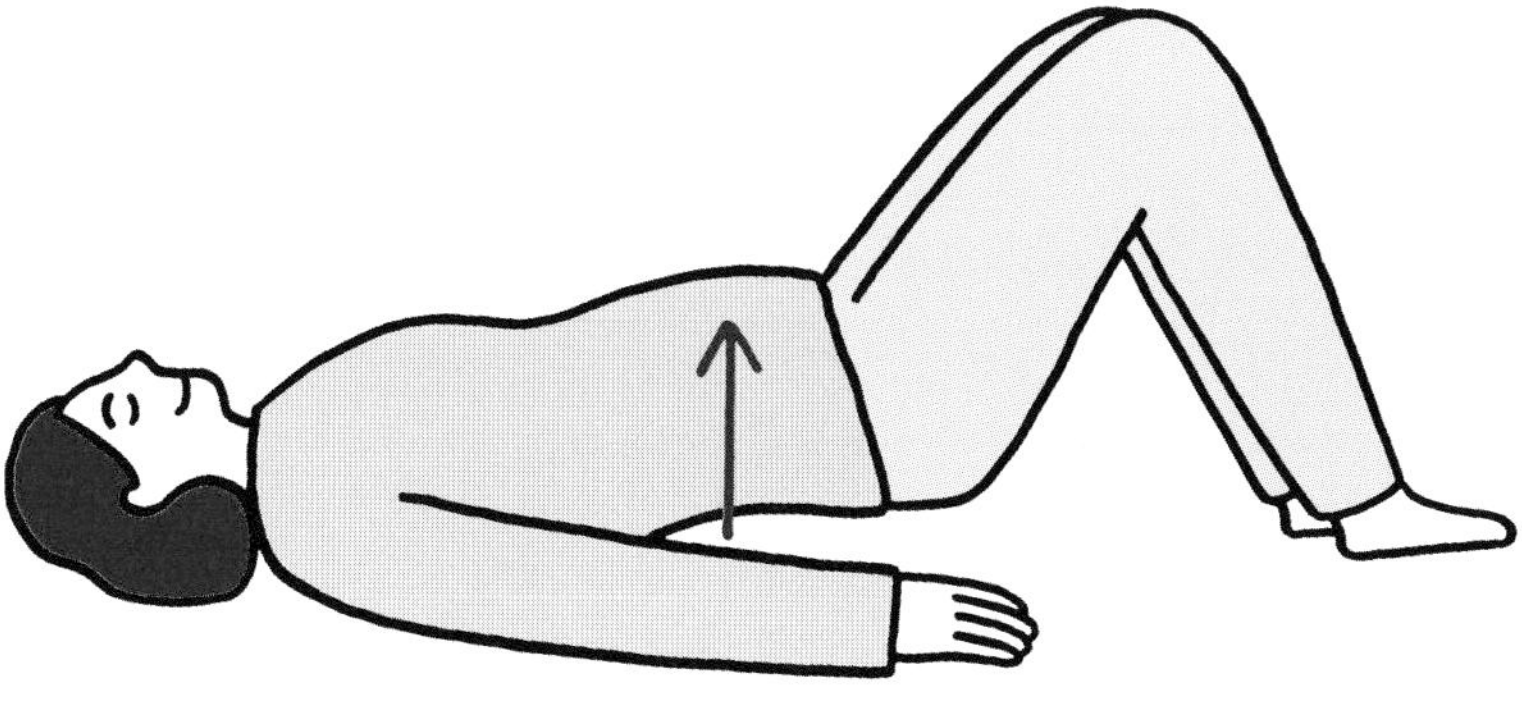

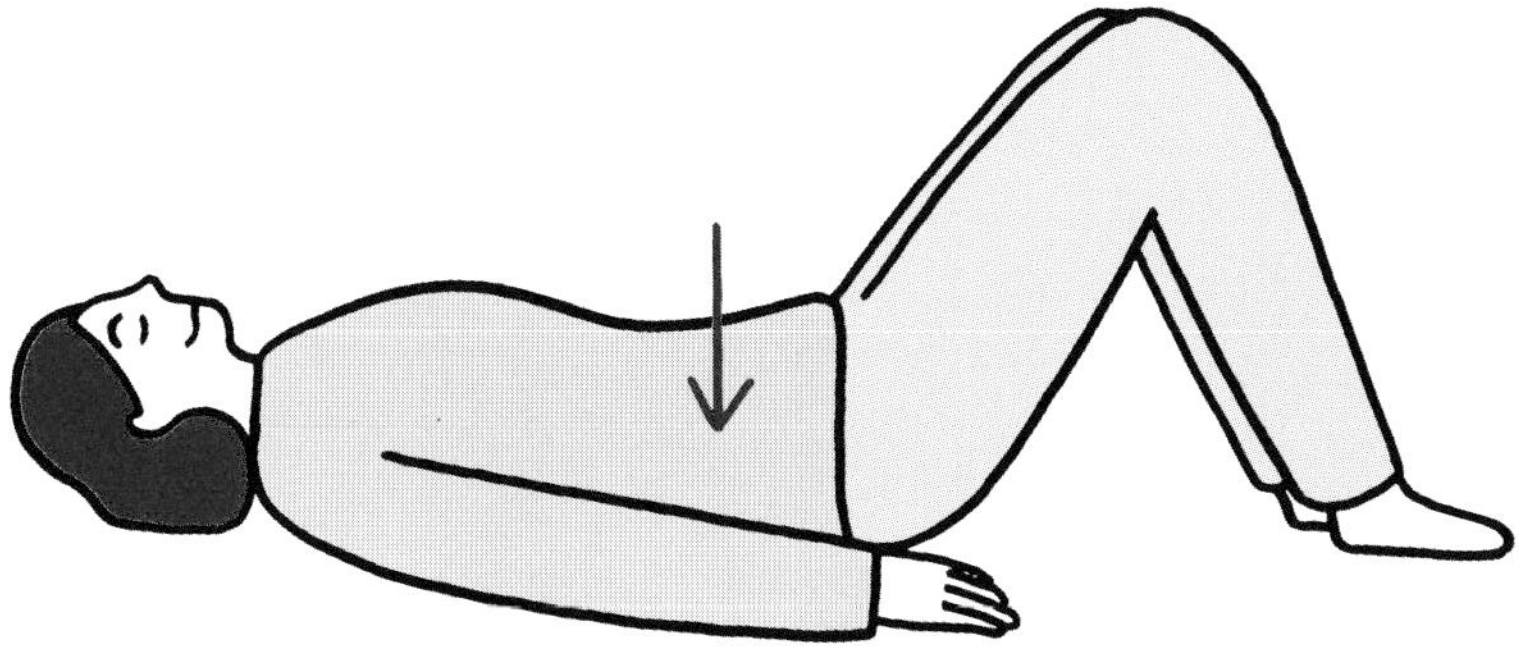

「腹式呼吸」のやり方

①上向きで床に横たわり、顎をゆるめ、背中を感じ呼吸します。

②次に、膝を立てて、足の裏を床につけます。

③息を吸いながら、（仙骨は床につけたまま）お腹がふくらむのを感じます。息を吐きながらお腹をへこませます。

④呼吸と連動するお腹の動き、骨盤の動きを感じていきましょう。

⑤ゆっくりと大きな呼吸を繰り返し、息を吐くことでお腹全体がゆるみ、背面の腰と床との密着感が増していくのを感じます。10 ～ 20 回ほど呼吸を繰り返したら、脚を伸ばしてしばらく休みます。

Self-care Work

ストレス　自分を慈しむ　血行不良

全身のセルフタッチング

自分で自分の素肌にすみずみまで触れて自分を再発見

自分の手で自分のからだに触れていく「セルフタッチング」。ここではお風呂の中で全身の素肌に触れていきましょう。触れている手のひらの感覚を味わいながら、自分のからだと対話するように。からだの端から端までをつなげるように触れていくことで、からだの輪郭や境界線も感じられ、からだ全体のイメージや気づきが高まります。

手のひらを密着させてゆっくりと皮膚を撫でると、優しい刺激が皮膚から脳に伝わり、リラクセーションを促しオキシトシンも誘発されます。また血流やリンパの循環も促します。からだのぬくもりや、やわさかさを手のひらでよく味わってみましょう。それはあなた自身のぬくもりであり、やわらかさです。もしも違和感を感じたら、それをそのまま感じてみましょう。自分のからだについて、何か新しい発見があるかもしれません。好奇心をもってあるがままの感触を大切にしてみてください。胸に手を置いたり、両肩をセルフハグしたりと、呼吸のゆらぎも感じましょう。

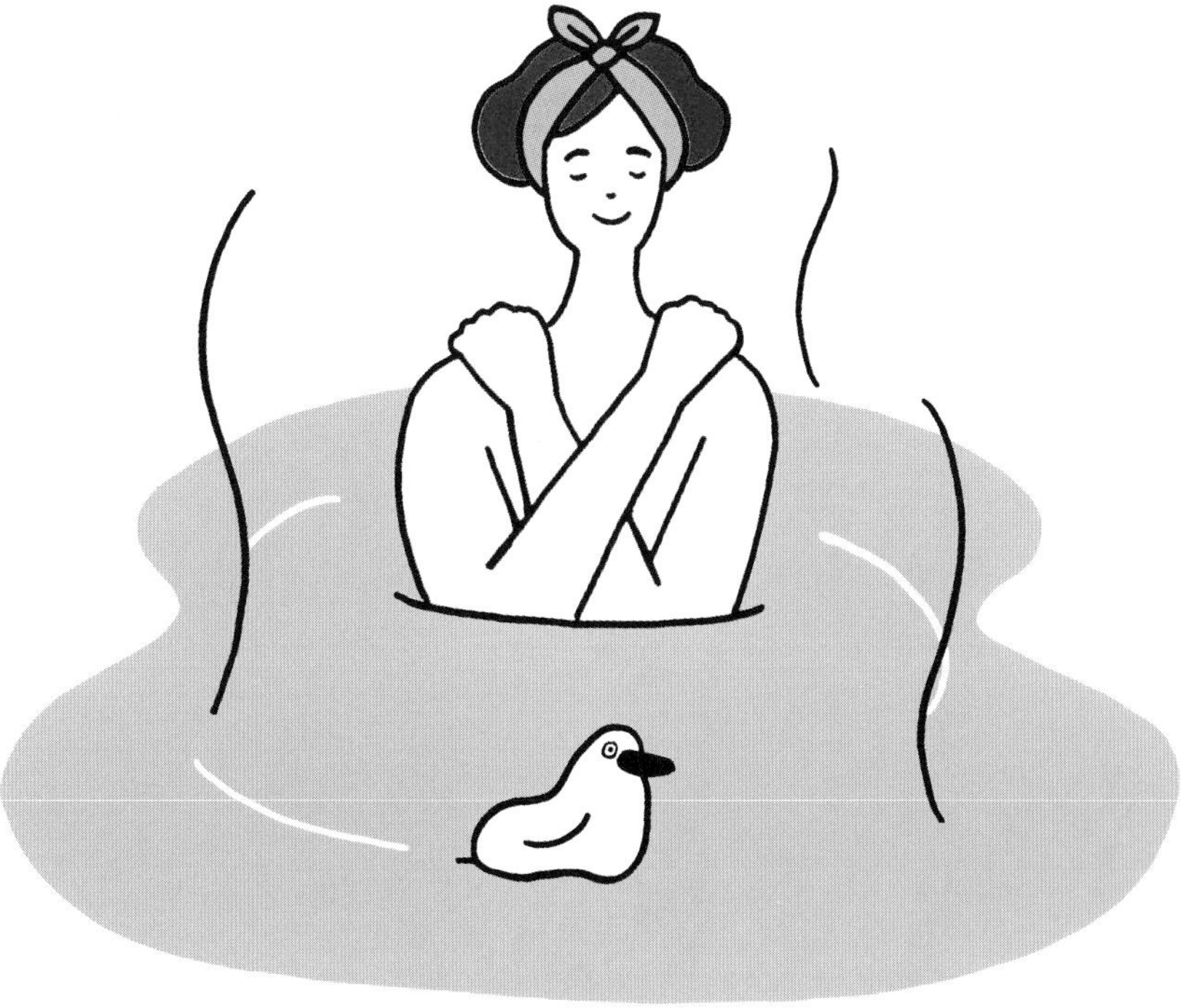

「全身のセルフタッチング」のやり方

①お風呂の湯舟の中で楽に座り、数回深呼吸しながら吐く息とともにからだの緊張を手放しましょう。

②手と手をすり合わせて手のひらや指、手首の緊張を手放します。

③両手を胸に置いてみて、しばらく呼吸のゆらぎを感じながらこころを落ち着かせます。

④からだのさまざまなところに両手で触れましょう。楽な姿勢で、力を抜き密着感とともにゆっくりと、手のひらの感覚を味わいます。

⑤呼吸を止めずに、全身をすみずみまで触れながら、からだ全体の広がりや形、感触、ぬくもりなどをじっくりと感じましょう。

Self-care Work

ストレス　不安　むくみ

脚部のセルフタッチング

脚部の関節をゆるめると緊張がほぐれる

脚（足）全体に自分の手で触れながら脚からのメッセージを受け取りましょう。脚（足）は、私たちのからだを支え、足の裏を通して地球とつながります。**足の裏は、自分が「今・ここ」にいる場所に触れていて、そのことから脚（足）は自分の居場所・帰属意識・アイデンティティもあらわします。**

脚部の関節（足首・膝・股関節）の緊張を手放すと、より楽にそこに立てるようになり、脚（足）は自分の行きたいところへと運んでくれます。脚が柔軟で地球とのつながりを深めれば、世界中どこでも自分の居場所を見つけやすくなるでしょう。また、頭部の意識から一番遠くにある脚（足）は無意識もあらわします。無意識に頑張りすぎると脚の緊張が高まりやすくなるのです。脚の関節をゆるめ、筋肉をほぐすと、気が付かなかったこころの緊張もほぐれ、血流やリンパの循環も高まるでしょう。身体の構造的に、脚の筋肉は胸の下の横隔膜から始まるので、横隔膜の位置から脚を感じてみるのもおすすめです。

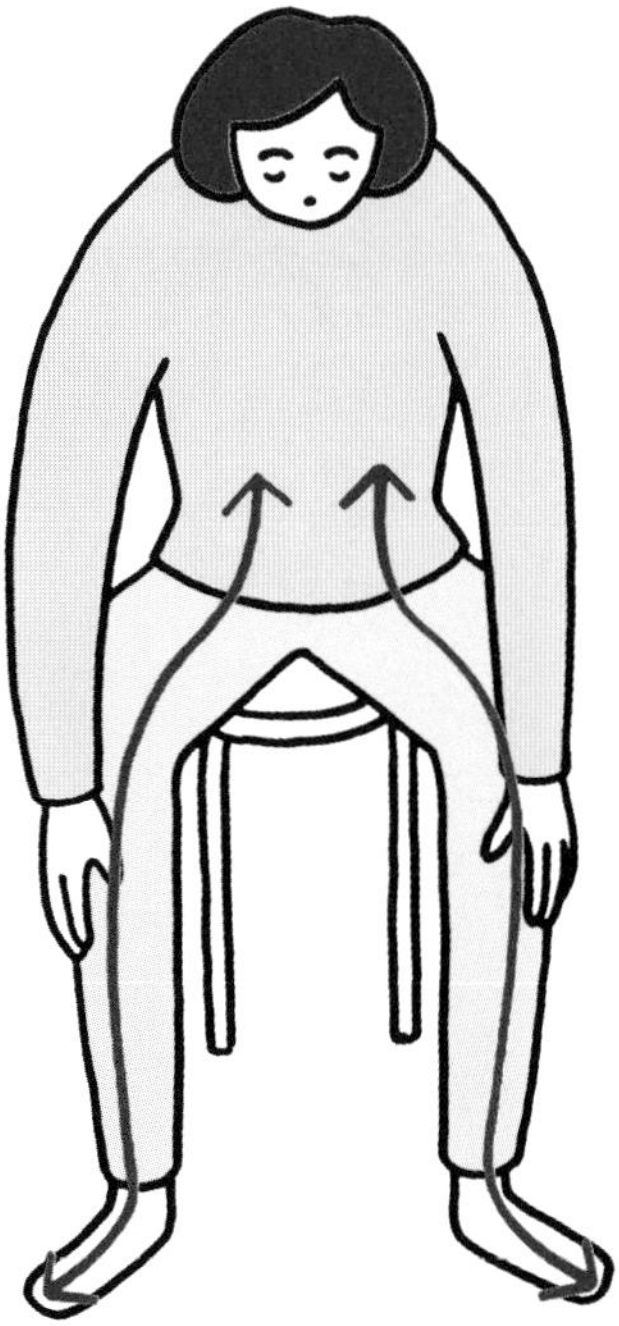

「脚部のセルフタッチング」のやり方

①楽な姿勢で椅子に座ります。足の裏と座骨を感じ、背骨は軽く立てて、頭の位置も楽なところにして、数回深呼吸。

②吐く息とともに手のひらを太ももに置くようにして触れます。

③太ももに触れている手のひら全体の感触をよく味わいます。

④ゆっくりと手のひらの密着感を感じながら、太もも、膝、脛、ふくらはぎ、足の甲、脚全体を味わうように、触れていきます。

⑤脚と対話をするように、心地よい圧や触れ方も探してみます。

⑥足の先からおへそまで、一筆書きのように両手で触れていきます。

Self-care Work

ストレス　不安　消化不良

腹部のセルフタッチング

心配ごとがあるときは腹部に手を当てて内臓機能を高める

横隔膜のすぐ下のみぞおちには神経が集合し、胃の働きと関係しています。心配ごとが多いと、胃の調子が悪くなることも。**脳神経と胃は密接に関係し、消化しきれないほどの悩みは胃を痛めつけます。**胃は「自我」や「自信」とも関係するのでなおさらです。下腹部の腸は、胃に比べると自覚しにくいもの。無意識の不安や疲れは、腸の動きに関係し便秘等の症状も起こしがちです。**最近の研究では、腸は「全身の免疫をつかさどる」役割があることがわかってきました。**心配ごとがあるときは、腹部の広がりをからだに伝えるセルフタッチングを行ってみてください。

手のひらのぬくもりを、まずはおへそに届けてみましょう。おへそは子宮の中でお母さんから栄養をもらっていたところ。胃から腸にかけて腹部全体、背中や腰周辺へもつなげるように広々と触れていきます。広がりを感じることで腹部全体の緊張がゆるみ、内臓もほぐれていきます。内臓と対話するように圧を調整しながら触れてみるのもおすすめです。

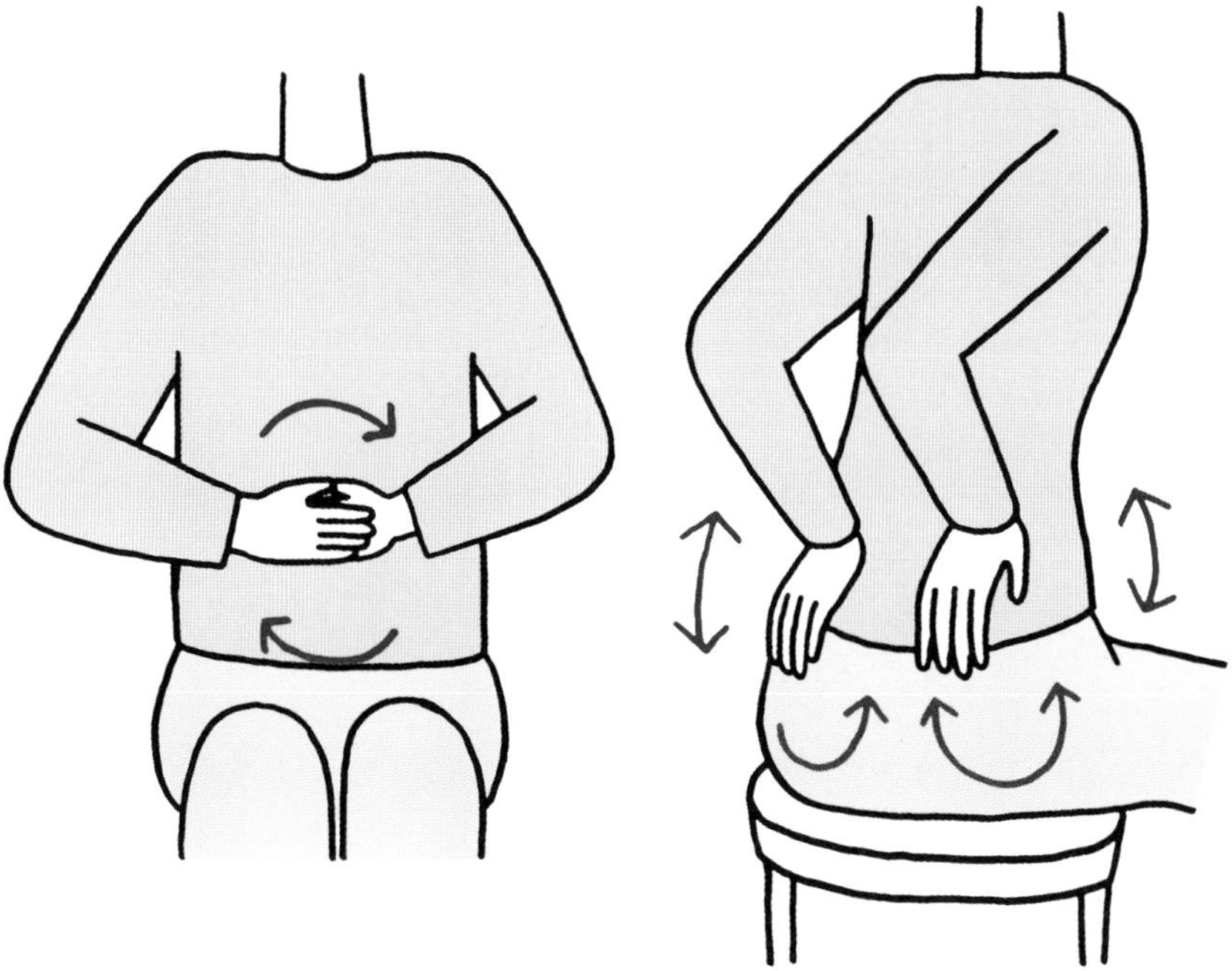

「腹部のセルフタッチング」のやり方

①楽な姿勢で座ります。足の裏と座骨を感じ、背骨は軽く立てて。

②数回深呼吸をして、両手をおへその上に置いてみましょう。

③お腹に伝わる呼吸のゆらぎを手のひらでしばらく味わいます。

④呼吸を止めず、ゆっくりと、手のひらの感触をよく味わいながら、おへそ周辺を時計まわりに広がるように撫でていきましょう。

⑤お腹の前面から、背面、腰の周辺等、腹部全体を立体的に触れます。背面の肋骨下部の腎臓を温めるように手を置くのもよいです。

⑥腹部を十分に触れたら、おへその上に手を置き、呼吸を感じます。

Self-care Work

ストレス　不安　肩こり

胸から腕へのセルフタッチング

呼吸と胸・腕を手のひらでつなぎ、過去の感情を手放す

私たちの胸は、こころや感情、そして共感と関係しています。あまりに繊細すぎるところは傷つきやすくなって、閉じようとしてしまいます。そのとき、胸の筋肉は収縮し、腕もこわばるように緊張しがちに。そういうときは、胸の中心から腕・手のひらへとつなげるように触れるタッチングがおすすめです。まずは、こころを癒すように温かな手を胸に当て、吐く息とともに感情を少しずつ手放すイメージをしてみましょう。**呼吸と、触れている手のひらの感覚に気づきをもつことで「今・ここ」にいることができ、過去の感情とも少しずつ距離がとれてくるようになります。**そして、胸から腕全体へと触れながら、手のひらまでつなげていきます。

他者を受け止め、共感しつつ「今・ここ」にいる。そんな「優しさ」が、あなたの手のひらで育まれていくのを感じてみましょう。腕と胸との連動性を身体が思い出すと、腕の疲れや肩こりを軽減し、こころの軽やかさも取り戻せます。

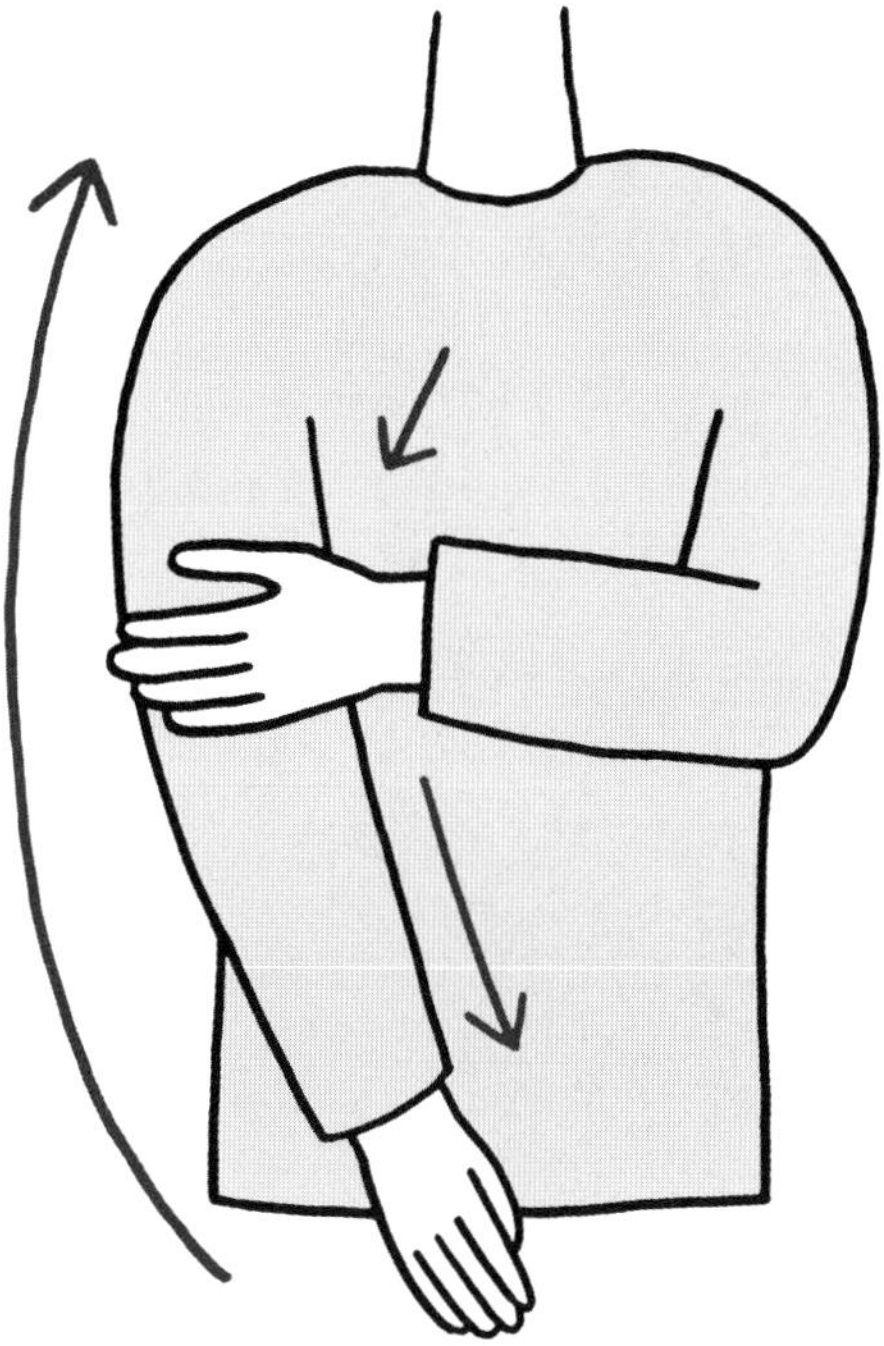

「胸から腕へのセルフタッチング」のやり方

①楽な姿勢で吐く息とともに、両手のひらを胸に置きます。

②呼吸のゆらぎ、胸のぬくもりややわらかさを味わいます。

③左手で胸から鎖骨、腕、手のひら、指の先までをつなげるように触れ、ゆっくりと数回往復します。右手も同様に。

④両手で胸から肩、首、両腕とつながりを感じながら触れていきます。圧を加えたいところには心地よい圧を届けてください。

⑤再び両手のひらを胸に置きます。胸と呼吸とつながった両腕と両手のひらを味わいながら、しばらく胸のゆらぎを感じます。

Self-care Work

ストレス　首のこり　むくみ

頭部のセルフタッチング

喉の緊張を解放し頭・喉・胸のつながりを感じる

首や喉には頭部と胴体をつなげる役割があり、こころで感じた思いを声として発声していく部位ともいえます。**言いたいことがあるのに我慢して言うのをためらうことが重なると、喉はきゅっと絞めつけられ、詰まりを感じてしまいます。逆に、自由に声を出して表現できるとき、私たちは開放感と親密さを感じるのです。**喉に手を当てて、発声するときの振動を感じてみましょう。手のやわらかなぬくもりで喉の緊張をゆるめ、手で声帯の微妙なゆらぎを感じながら、喉の奥が広がるように、「あー」と声を出してみましょう。

ぎゅっと縮みがちの首や喉ですが、すみずみまで丁寧に触れることで、首の長さや広がりをからだに思い出させることができます。頬から鎖骨に向けて、上から下へと流すように撫でると、リンパの流れも促されます。さらに、頭・顔・喉を胸へとつなげるように触れて広がりを感じます。最後に、疲れきった頭を軽くマッサージし、「よしよし」と優しく頭を撫でて自分を褒めましょう。

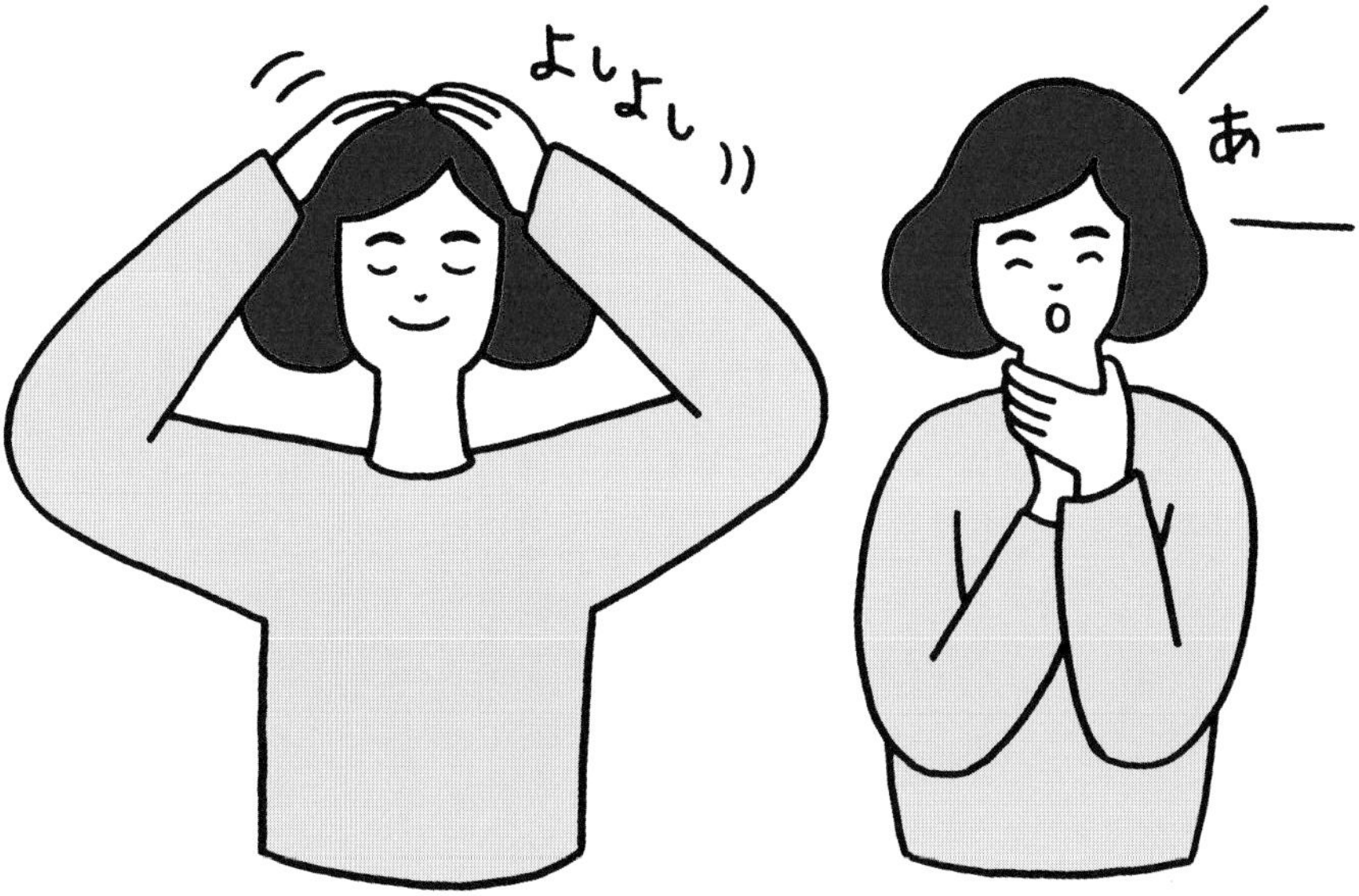

「頭部のセルフタッチング」のやり方

①両肩・腕・手のひらの力をゆるめて、喉に触れて感触を味わいます。

②顎をゆるめて喉の奥が広がるように、「あ〜っ」と声を出します。

③両手で声帯が震えている振動をしばらく味わいます。

④頬から喉、鎖骨に向けて、数回流すように撫でます。

⑤頬・目の周辺・額・耳・頭から首の後ろ側へとつなげるように触れていきましょう。

⑥頭部に指を立てて、軽くマッサージした後、髪の毛を上から下に撫で下ろすように、自分に「よしよし」と頭を撫でてあげてください。撫でる場所は頭頂から首のあたりまでつなげていきます。

Self-care Work

ストレス　血行不良　むくみ

統合のセルフタッチング

「まるごと1つ」のからだを感じて自分自身とつながる

自分の手で、自分自身のからだのさまざまな「感覚」や「気づき」と対話するように触れていくセルフタッチング。最後のワークは、からだ全体の「統合」です。頭頂部から足先までを一筆書きで流れるように触れながら、からだ全体「まるごと1つ」のつながりを、身体感覚に伝えます。

かつて野山や海で狩猟採集生活を営んできた人間の生活は、全身を使った作業が中心でしたが、近年のデスクワークの普及で、私たちの意識は頭部にのみ集中し、下半身の意識が低下したり、腕は腕、脚は脚、顔は顔とばらばらな身体イメージが定着しがちです。

このワークでは、頭頂部から足先までを一筆書きのイメージで流れるように触れていくことで、本来「まるごと1つ」であるからだの全体性を取り戻します。**全身のつながり感を回復することで、体内の循環が高まり、自分自身とのつながりも深まります。**さらに、外界（他者や社会、自然環境）とのつながりにも、新しい発見があるかもしれません。

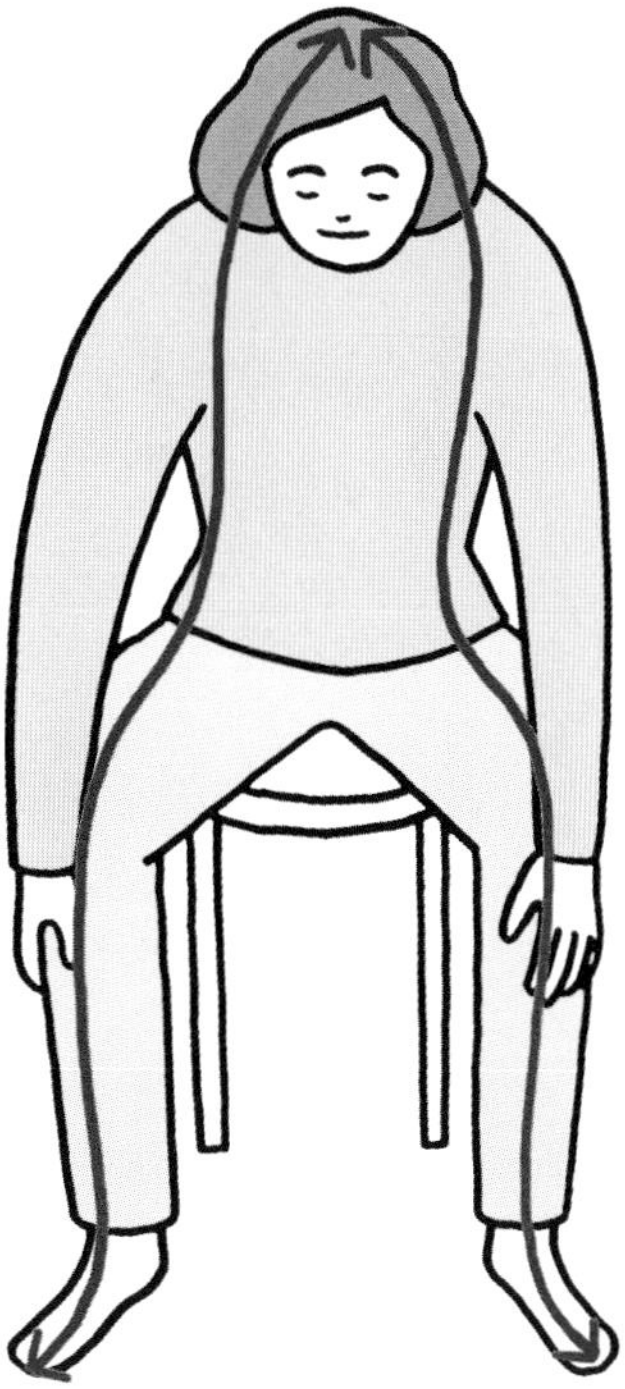

「統合のセルフタッチング」のやり方

①楽な姿勢で椅子に座り、両手を頭頂部に当てます。

②手のひらから熱いエネルギーが頭頂部に滝のように注がれ、背骨から両脚、足の裏、そして大地へと流れていくのをイメージします。

③手を頭頂部から足に向けて、はぁ〜っと息を吐きながら、一筆書きのイメージで流れるようにからだに実際に触れていきます。両手を大地に向けて前屈し、だら〜っと上半身の力を大地に向けて手放します。

④大地から頭頂部に向けて、一筆書きで流れるようにからだに触れます。だんだん起き上がって、木の根っこが地中から養分を吸い上げるようなイメージで。

⑤再び2〜3回往復。最後は全身を感じ、静かに呼吸を感じます。

Self-care Work

ストレス　疲労　元気が出ない

胸を張るワーク

上を向いて胸を張るポーズでやる気アップ

からだの「姿勢」とこころの動きや「気持ち」が影響し合うことはよく知られていること。しかし、最新の精神生理学の研究では、内分泌系にも影響することがわかってきました。顔がうつむきになる姿勢は、胸が狭まり呼吸も浅くなってしまいます。米国ハーバード大学の研究によると、このときにストレスホルモンのコルチゾールの分泌が増加し、前向きで意欲を向上させる男性ホルモンのテストステロンの分泌が減少することがわかりました。テストステロンは、男女ともに大切な「やる気ホルモン」です。パソコンやスマホに熱中すると、うつむく姿勢が続くので要注意。**一方、上向きで胸を張るポーズをとると、コルチゾールの分泌が減少し、テストステロンの分泌が増加する**こともわかってきました。

時々、一人で太陽の光をいっぱい浴びるイメージで両腕を広げ、全身に光を浴びるようなポーズをとってみましょう。自分を大きく見せるのです。何かにチャレンジしようとする気持ちを育んでいきましょう。

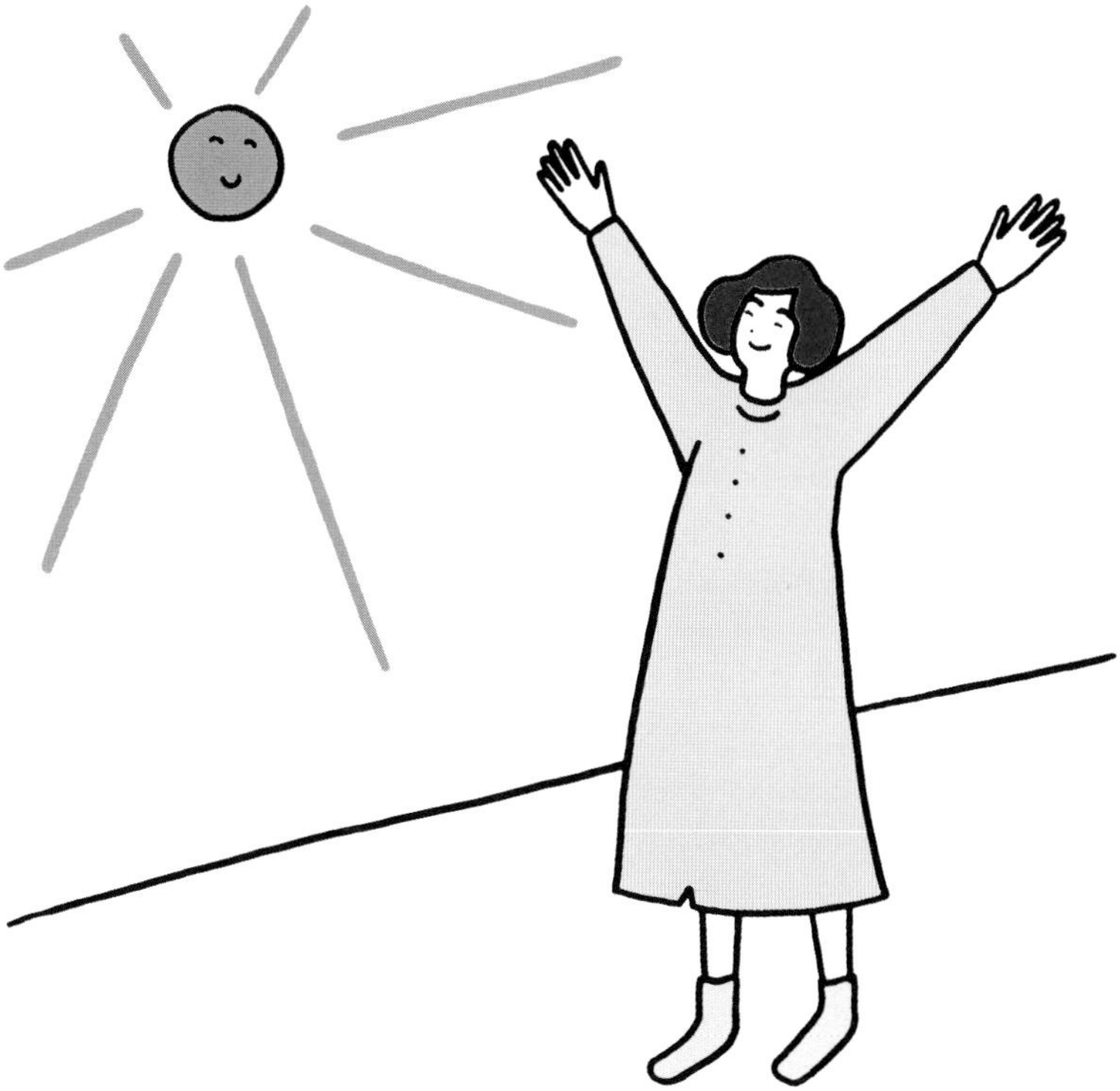

「胸を張るワーク」のやり方

①肩幅に足を広げて立ち、吐く息とともにからだの緊張を手放します（膝や股関節も楽にします）。

②両手を腰に置いて、胸を張り、軽く上を向いて、数回深呼吸します。

③次に、両腕を大きく広げます。胸をさらに広げて、呼吸が胸いっぱい、そして指先にまで広がるイメージで。

④最後に、太陽の光を全身に浴びているイメージをもち、その光が深い呼吸とともに全身に広がっていくのを感じましょう。

Self-care Work

ストレス　自己表現

絵で表現するワーク

自分の内側とからだの感覚をつなげ、思いのままに描く

辛い気持ちやストレスを抱えているときは、内側の感覚とつながってみて、それを表現してみると、気持ちを解放しやすくなります。代表的なワークは、絵で表現すること。

まずは、自分自身に、今どんな感じがするのかを問いかけてみましょう。そのとき、あなたの意識は自然と内側へとフォーカスされます。あるがままに感じてみましょう。

続いて、画材を用意します。もしも、描きたいイメージが浮かんできたらそれを描いてみます。上手い下手は関係ありません。こころが惹かれる色を選び、それを手に取ってみましょう。クレヨンや色鉛筆等に触れる感触や、それが白い紙に触れている感覚を味わいながら、あなたの腕が動きたい方向に動かしてみましょう。腕と画材と紙が触れ合ってダンスするかのように、自然とあらわれてくるものを楽しみながら。最後に、自分のからだが表現した絵を、しばらく眺めてみましょう。終了後はそれを小さく切り刻んで手放すのもよし、手元に置いておくのもよし。

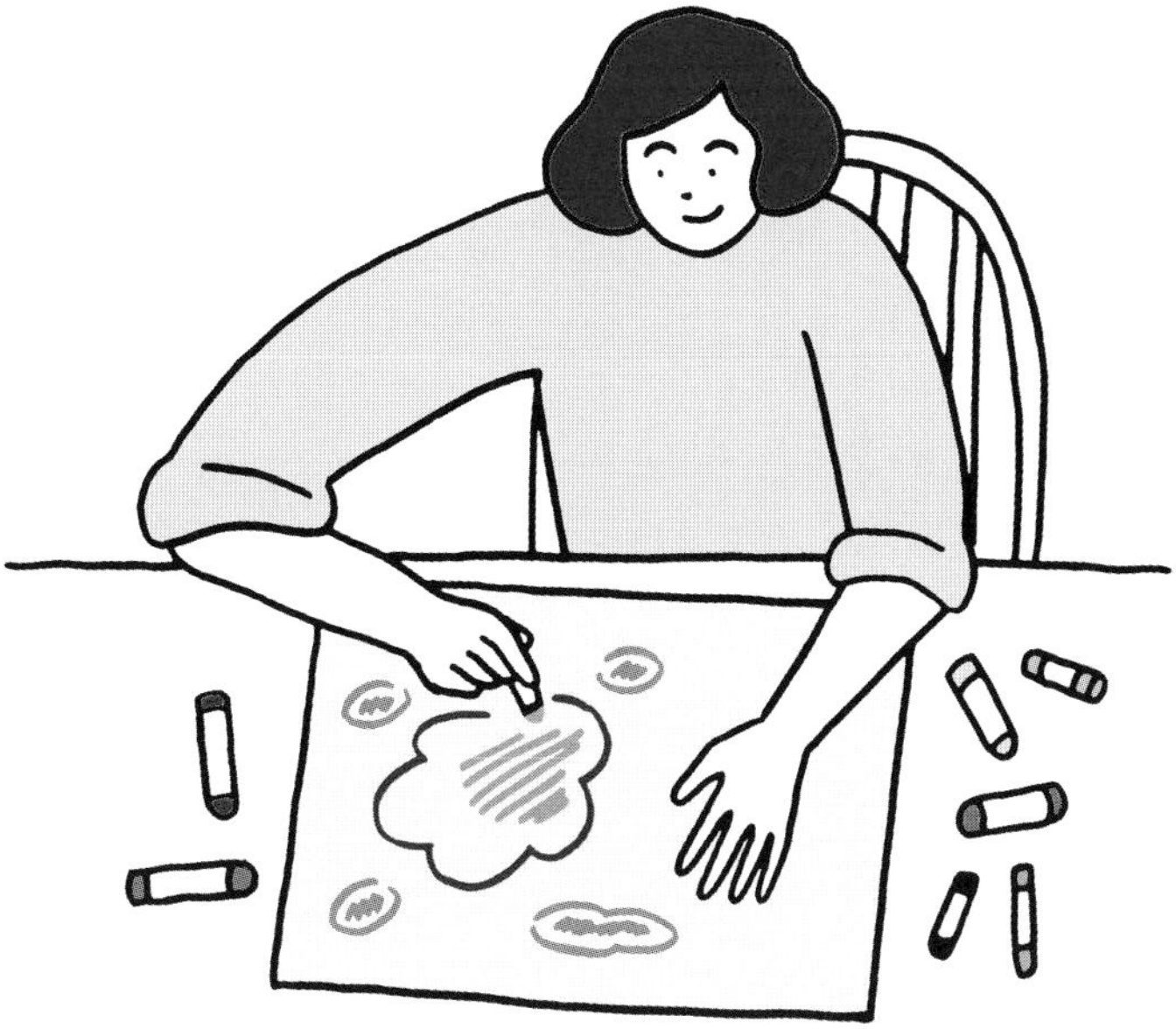

「絵で表現するワーク」のやり方

①白い紙と画材（クレヨン、パステル、色鉛筆など）を用意。

②緊張を手放し、自分の内側を感じながら、味わいます。

③十分に味わったら、好きな色の画材を選びましょう。

④画材の感触を数秒味わい、その画材で白い紙に触れてみます。

⑤好きな色をさまざまに使っていきます。何か形があらわれたら、そこからさらにイメージをふくらませていきましょう。

⑥描ききったなぁと感じられたら、しばらくそれを眺めます。

⑦終了後は切り刻んで手放しても、思い出に保存してもよいでしょう。

Self-care Work

不安 対人恐怖

外側とつながる

自分の中心軸を深めて「今・ここ」を感じ、外側の世界に触れていく

最後のワークは、自分の中心（センター）を感じながら、外側とつながることがテーマです。大地にしっかりと支えられ、地球の中心とつながり、自分自身の中心軸を深めることを「センタリング（centering）」といいます。グラウンディングした楽な姿勢で、吐く息とともに緊張を手放し、**「今・ここ」を感じる呼吸はセンタリングを深め、「私は私のままでいい」のだと、からだが自然と教えてくれるようになる**のです。

自分の内側には大地と呼吸から受け取った新しいエネルギーが充満し、背中にはこれまでの人生の経験が十分に備わった強さがあります。新しい身体イメージを育みましょう。からだと、からだの周辺の空間が心地よいものであることを再確認しながら、一呼吸ずつそのスペースを自分の中心から広げていきましょう。あなたの立つ場所は、あなたの中心です。自分の中心感覚が深まれば外側に振り回されることもありません。あなたの中心から世界と出会い、触れていきましょう。

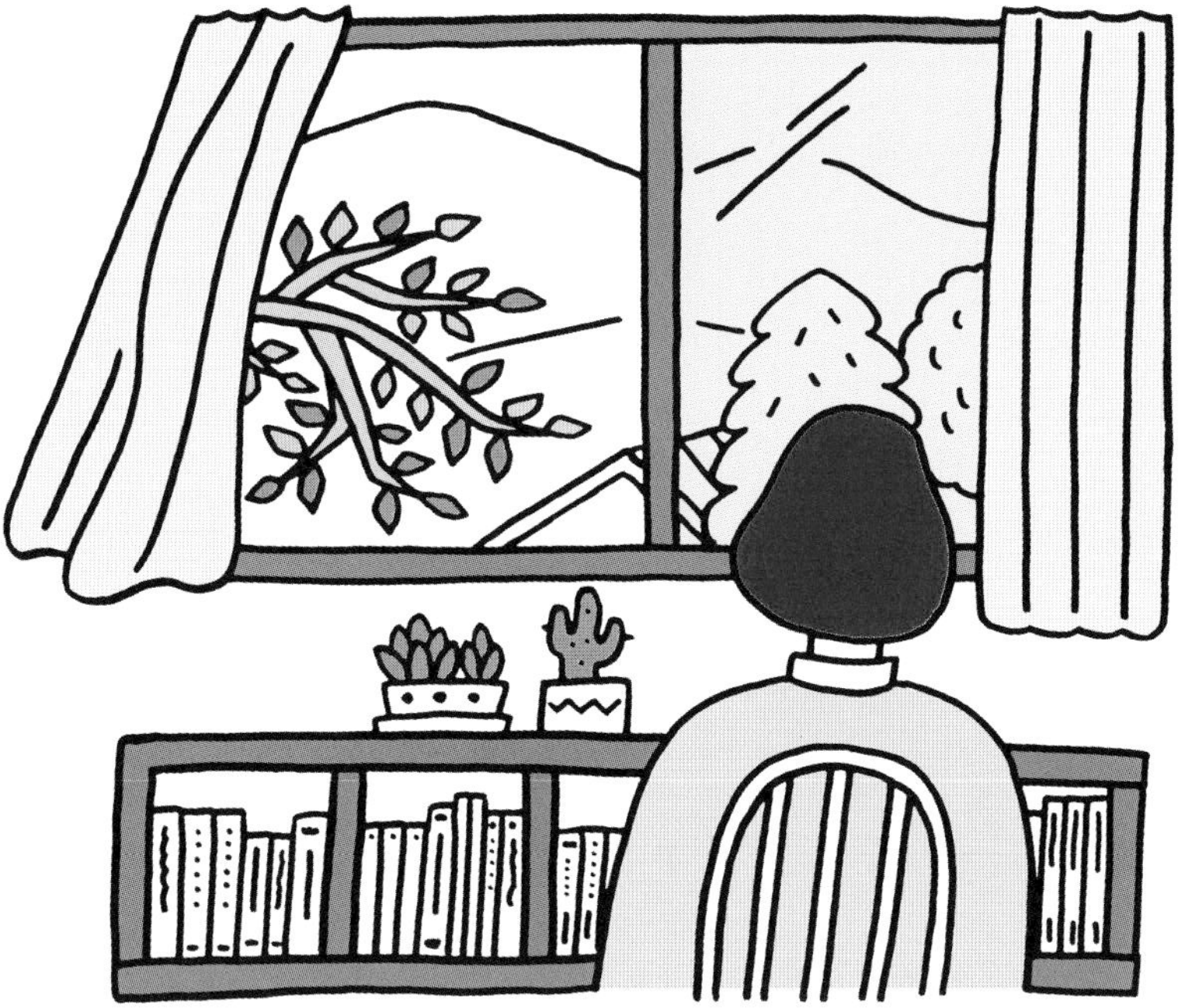

「外側とつながる」のやり方

①楽な姿勢で椅子に座り、緊張を手放し、大地に支えられているのを感じます。できれば、窓の近くなど、外が見える場所で。

②地球の中心とつながり、大地に支えられているのを感じます。

③重力バランスを感じながら、自分の中の中心となるスペースを、呼吸によって広げていきます。

④背筋を伸ばして、遠くを眺めるように外側の世界を見てみます。

⑤あなたのまわりの安全な空気感が広がって、外側の世界と混ざりあったら、再び自分自身の中心軸を感じてみましょう。

索引

体調やこころの状態、目的に合わせて、自分に合ったセルフケアを探せます。

■著者紹介

山口　創（やまぐち　はじめ）

桜美林大学リベラルアーツ学群教授。博士（人間科学）。臨床発達心理士。1996年早稲田大学大学院人間科学研究科博士課程修了。早稲田大学人間総合研究センター助手。1999年聖徳大学人文学部講師。2008年桜美林大学リベラルアーツ学群准教授を経て、現在、桜美林大学リベラルアーツ学群教授。著書は『子供の「脳」は肌にある』（光文社新書）、『手の治癒力』（草思社）、『人は皮膚から癒される』（草思社）、『皮膚は「心」を持っていた！』（青春出版社）、『からだの無意識の治癒力』（さくら舎）など多数。

中川れい子（なかがわれいこ）

NPO法人タッチケア支援センター理事長。1999年よりエサレン®ボディワーク認定施術者として活動。2011年に「やさしくふれると世界はかわる」をテーマにタッチケア支援センターを設立。医療・福祉現場での施術活動や、施術者自身のセルフケアを重んじる対人援助のための「こころにやさしいタッチケア」講座を展開。現在、ウェブマガジン「コ2（kotsu）」で「セルフタッチング入門」を連載中。関西学院大学文学部美学科卒業。兵庫県生まれ。

■イラスト　ヤマグチカヨ
■デザイン　次葉
■校閲　寺﨑直子

オトナ女子《じょし》のおうちセルフケア

発行日　2021年 4月3日　第1版第1刷

著　者　山口《やまぐち》　創《はじめ》／中川《なかがわ》　れい子《こ》

発行者　斉藤　和邦
発行所　株式会社　秀和システム
〒135-0015
東京都江東区東陽2-4-2　新宮ビル2F
Tel 03-6264-3105（販売）Fax 03-6264-3094
印刷所　三松堂印刷株式会社　Printed in Japan

ISBN978-4-7980-6416-1　C0077